Bluthochdruck – Mein Lernbuch

Was Sie zum Bluthochdruck und seinen Folgen wissen sollten und wo Sie ansetzen können, um selbst mit Erfolg zur Blutdrucksenkung beizutragen.

Professor Dr. Roland E. Schmieder
Eckhard Böttcher-Bühler
IPM – Institut für Präventive Medizin

Professor Dr. Roland E. Schmieder
Eckhard Böttcher-Bühler

Bluthochdruck – Mein Lernbuch

Ein Arbeitsbuch zur Unterstützung der Bluthochdruck-Therapie

4. erweiterte und ergänzte Auflage 2011
IPM – Institut für Präventive Medizin
©Copyright 2011 by Schmieder

ISBN 978-3-922075-15-8

Herausgeber:
5C-Med GmbH
Altenfurter Str. 8 B, 90475 Nürnberg
E-Mail: dorothea.bader@5c-med.com

Gesamtherstellung und Verlag:
CMS Communications Verlag GmbH
Dr.-Carlo-Schmid-Str. 186, 90491 Nürnberg
www.cmscom.de
info@cmscom.de
Tel. 09 11-598 00 14
Fax 09 11-59 12 19

Illustrationen:
Birgitta Zaremba, Nürnberg
Uwe Rahner, Igensdorf

Für Angaben über Dosierungsanweisungen und Applikationsformen kann vom Herausgeber und den Autoren keine Gewähr übernommen werden. Derartige Angaben müssen vom jeweiligen Anwender im Einzelfall überprüft werden. Die Wiedergabe von Gebrauchsnamen, Handelsnamen, Warenbezeichnungen usw. in diesem Werk berechtigt auch ohne besondere Kennzeichnung nicht zu der Annahme, dass solche Namen im Sinne der Warenzeichen- und Markenschutzgesetzgebung als frei zu betrachten wären und daher von jedermann benutzt werden dürften. Alle Rechte zu Nachdruck, Vervielfältigung und jeglicher Wiedergabe sind Eigentum von Professor Dr. Roland E. Schmieder.

Bluthochdruck – Mein Lernbuch: Inhalt

Vorwort ... 5

Bluthochdruck – Ursachen und Folgen

Ein ganz normaler Blutdruck ... 6
Wenn der Blutdruck zum Bluthochdruck wird ... 11
Bluthochdruck und die Folgen ... 16

Blutdruckmessung und Selbstmessung

Das Prinzip der Blutdruck(selbst)messung ... 28
Blutdruck-Messgeräte ... 33
Praxis der Blutdruck-Selbstmessung ... 40

Was Sie selbst zur Blutdrucksenkung tun können

Leben – gesund und munter ... 48
Bewegung und Sport ... 52
Übergewicht und Ernährung ... 60
Das Metabolische Syndrom ... 72
Was Sie sonst noch beherzigen sollten ... 78

Medikamentöse Therapie des Bluthochdrucks

Verordnung eines „Blutdrucksenkers" ... 88
Medikamente zur Bluthochdruck-Behandlung ... 92
Nebenwirkungen und Befindlichkeitsstörungen ... 106

Bluthochdruck „spezial"

Bluthochdruck unter speziellen Bedingungen ... 112
Hypertoniker auf Reisen ... 114
Der Hochdruck-Notfall ... 116
Hilfe zur Selbsthilfe ... 117
Nützliche Adressen ... 118
Glossar – Erklärung medizinischer Fachbegriffe ... 119

- Ursachen und Folgen
- Blutdruckmessung und Selbstmessung
- Allgemeinmaßnahmen
- Medikamentöse Therapie
- Bluthochdruck „spezial"

Bluthochdruck – Mein Lernbuch

Vorwort

Liebe Leserin, lieber Leser

Bluthochdruck – Mein Lernbuch. „Was soll ich denn noch lernen und wozu" werden Sie sich vielleicht fragen oder Sie wenden ein, „Mein Arzt hat mir doch schon alles erklärt." Und so könnten Sie geneigt sein, dieses Buch gleich wieder zuzuschlagen. Tun Sie es nicht – das Weiterlesen lohnt sich.

Dabei erfahren Sie das Wichtigste über den Bluthochdruck – sprich „Hypertonie" – und welche Auswirkungen und Folgen er auf Ihren Körper und Ihr Leben hat. Diese Folgen so weit wie möglich zu verhindern ist das zentrale Ziel der Bluthochdruck-Behandlung. Zu dieser Behandlung hat Ihr Arzt Ihnen meist ein Medikament, manchmal auch mehrere verschrieben. Doch das ist nicht alles – auch dieses Buch ist Bestandteil der Therapie. Denn es liegt gerade beim Bluthochdruck mit in Ihrer Hand, wie gut das verordnete Medikament anschlägt und Sie vor den schwerwiegenden Folgen des Bluthochdrucks schützt.

Das Kapitel „Verordnung eines Blutdrucksenkers" bietet Ihnen wertvolle Informationen zur medikamentösen Therapie. Und das Kapitel „Was Sie selbst zur Blutdrucksenkung tun können" ist der nicht-medikamentösen Therapie gewidmet, das sind so genannte Allgemeinmaßnahmen, die bei Bluthochdruck greifen.

Mit der Lektüre dieses Buches werden Sie die Erklärungen, Vorschläge und Empfehlungen Ihres Arztes besser verstehen und die Konsequenzen überblicken, die sich aus all dem für Sie, für Ihre Gesundheit und für Ihre Zukunft ergeben. Je nach Ihren persönlichen Interessen, Bedürfnissen und Problemen können Sie alles von vorne bis hinten durchlesen oder gezielt in einzelnen Kapiteln nachschlagen.

In den umrahmten Feldern mit dem Zeigefinger ist das Wichtigste für Sie ganz kurz zusammengefasst.

In diesen umrahmten Feldern mit dem Zeigefinger ist das Wichtigste für Sie ganz kurz zusammengefasst.

Und wenn Sie mögen, überprüfen Sie Ihr Wissen selbst und testen, ob Sie alles verstanden haben. Markieren Sie dazu auf den Seiten mit den „Bleistiften" diejenigen Antworten, die Sie für richtig halten, und vergleichen Sie Ihre Antworten mit den Lösungen.

Überprüfen Sie auf diesen Seiten mit „Bleistift" Ihr Wissen selbst. Es sind mehrere richtige Antworten möglich.

Lesen Sie am besten gleich weiter – sich selbst zu liebe.

Wir wünschen Ihnen alles Gute!

Bluthochdruck – Ursachen und Folgen

Ein ganz normaler Blutdruck

Blutdruck – Was ist das eigentlich?

Das ist der Druck des Blutes in unseren Blutgefäßen (Adern). Der Druck ist nötig, damit das Blut durch unsere Adern fließt und dabei ständig alle Organe und den ganzen Körper mit Sauerstoff und Nährstoff versorgt.

Der Blutdruck hängt im Wesentlichen von zwei Faktoren ab: von der Kraft, mit der unser Herz das Blut pumpt, und von dem Widerstand unserer Blutgefäße. Je kräftiger das Herz pumpt, umso höher ist der Blutdruck, der dabei entsteht. Und je enger und steifer die Gefäße sind, umso größer ist der Gefäßwiderstand (siehe Glossar Seite 119), gegen den das Herz anpumpen und dazu entsprechenden Druck aufbauen muss.

Zwei Werte für unseren Blutdruck

Der Blutdruck wechselt im Verlauf jedes Herzschlags. Er ist am höchsten, wenn sich der Herzmuskel zusammenzieht und dabei das Blut aus den Herzkammern in die Blutgefäße treibt – das ist der systolische Blutdruck. Am niedrigsten ist der Blutdruck, wenn der Herzmuskel erschlafft und sich die Herzkammern wieder mit Blut füllen – das ist der diastolische Blutdruck. Das sind die zwei Werte unseres Blutdrucks: Ein oberer (systolischer) und ein unterer (diastolischer) Wert.

Und so wird der Blutdruck aufgeschrieben: **RR 138/86 mmHg** oder kurz **138/86 mmHg**. „RR" steht für Riva Rocci [gesprochen Riwa Rotschi]. So hieß der italienische Arzt, der 1895 die erste Apparatur zur Blutdruckmessung entwickelt hat und dabei ein Quecksilbermanometer benutzte. Heute wird die Abkürzung RR verwendet, um zu verdeutlichen, dass die nachfolgenden Zahlen für den Blutdruck stehen – wenn das auch ohne RR klar ist, wird das RR oft weggelassen.

„**138**" ist in unserem Beispiel der obere Wert, der den systolischen Blutdruck beziffert.

„**86**" ist der untere Wert, der den diastolischen Blutdruck angibt.

„**mmHg**" bedeutet Millimeter auf der Quecksilbersäule und ist eine Maßeinheit des Drucks. Hg ist in der Chemie das Zeichen für das Element Quecksilber.

Im Wechsel erfolgt das Auf und Ab des Blutdrucks etwa 60- bis 80-mal in der Minute oder öfters, je nachdem, wie schnell Ihr Herz gerade schlägt. Die Druckwelle, die jedes Mal während des Zusammenziehens des Herzmuskels entsteht und sich in den Blutgefäßen ausbreitet, können Sie als Puls am Handgelenk ertasten.

> *Je kräftiger das Herz pumpt, umso höher ist der Blutdruck, der dabei entsteht. Und je enger und steifer die Blutgefäße sind, umso größer ist deren Widerstand, gegen den das Herz anpumpen und dazu entsprechenden Druck aufbauen muss.*

Doch selbst wenn der Herzmuskel regelmäßig nach jedem Herzschlag erschlafft, sinkt der diastolische Blutdruck dabei nicht auf Null. Da nämlich das Blut in den Blutgefäßen eingeschlossen ist und die Gefäßwände elastisch sind, dehnen und spannen sich die großen Gefäße, wenn sie das Blut aufnehmen, das aus dem Herzen gedrückt wird. Sobald der Herzmuskel dann erschlafft, ziehen sich diese Gefäße wieder zusammen, befördern so das Blut ständig weiter und unterstützen auf diese Weise unser Herz.

> Durch das Schlagen des Herzens und das rhythmische Ausdehnen und Zusammenziehen der elastischen Blutgefäße wird das Blut durch die Adern in alle Körperteile transportiert. Dabei herrscht stets ein gewisser Blutdruck – er ist am höchsten, wenn sich der Herzmuskel zusammenzieht, und am niedrigsten, wenn er sich entspannt. Dabei fällt er aber niemals auf Null.

Der Blutdruck während der Pump-Phasen des Herzens:

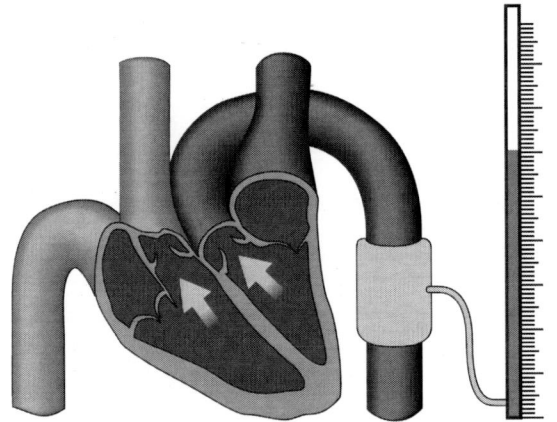

RR 140 mmHg systolisch,

wenn sich der Herzmuskel zusammenzieht und dabei das Blut aus den Herzkammern in die Arterien drückt.

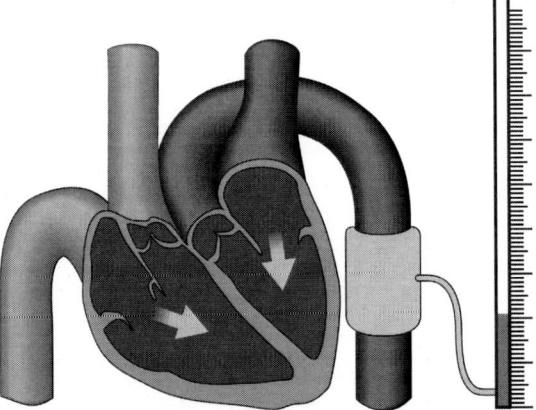

RR 90 mmHg diastolisch,

wenn sich der Herzmuskel entspannt und sich die Herzkammern mit Blut füllen, das aus den Venen anflutet.

Die Regulation des Blutdrucks

An der Regulation des Blutdrucks sind außer dem Herzen und den Blutgefäßen noch andere Organe beteiligt. Das komplizierte Zusammenspiel dieser Organe sorgt im Normalfall dafür, dass ein zu hoher oder zu niedriger Blutdruck immer wieder normalisiert wird. Bei Bluthochdruck ist diese Regulation gestört. Lesen Sie dazu das Kapitel „Wenn der Blutdruck zum Bluthochdruck wird", beginnend auf Seite 11.

Nervensystem:
Das so genannte vegetative bzw. autonome Nervensystem, dessen Aktivität unserer willkürlichen Kontrolle weitgehend entzogen ist, beeinflusst die Herzarbeit (Herzkraft – siehe unter „Herz") und den Gefäßwiderstand (Eng- oder Weitstellung der Gefäße – siehe unter „Blutgefäße") und greift so in die Blutdruckregulation ein.

Herz:
Je kräftiger das Herz pumpt, umso höher ist der Blutdruck. Die Pumpfrequenz (Puls) hat dabei kaum Einfluss auf den Blutdruck.

Hormonsystem:
Niere und Nebenniere setzen Hormone frei, die unter anderem den Gefäßwiderstand (siehe unter „Blutgefäße") beeinflussen und darüber den Blutdruck regulieren.

Niere:
Die Niere ist für den Salz- und Wasserhaushalt verantwortlich. Im Falle eines Blutdruck-Abfalls vermindern die Nieren die Salzausscheidung aus dem Blut. Salz bindet Wasser; durch dieses Wasser nimmt das Blutvolumen in den Gefäßen zu – in der Folge steigt der Blutdruck wieder an. Deshalb ist es ratsam, bei Bluthochdruck weniger Salz zuzuführen.

Blutgefäße:
Durch Weit- oder Engstellung der Blutgefäße wird der Blutdruck reguliert. Sind die Gefäße eng gestellt, ist der so genannte Gefäßwiderstand größer und der Blutdruck höher; sind die Gefäße weit gestellt, sinkt der Gefäßwiderstand und damit auch der Blutdruck. Je steifer aber unsere Gefäße infolge einer Gefäßverkalkung geworden sind, umso schlechter funktioniert ihre Weit- oder Engstellung zur natürlichen Regulierung und Normalisierung des Blutdrucks.

Natürliche Blutdruckschwankungen

Blutdruckschwankungen sind etwas ganz Natürliches. Das bedeutet, der Blutdruck ist weder bei Gesunden noch bei Menschen mit Bluthochdruck immer und überall gleich, vielmehr kann er z.B. bei körperlicher Belastung oder bei Stress innerhalb von Augenblicken ganz natürlich ansteigen. In der Nacht ist der Blutdruck niedriger als am Tage (Tag-Nacht-Rhythmus). Beim Aufwachen bzw. Aufstehen kommt es dann zum morgendlichen Blutdruckanstieg.

Es gibt insgesamt viele Faktoren, die den Blutdruck beeinflussen. Das sind unter anderem Hitze, Kälte, Schmerz, Lärm, eine gefüllte Harnblase, Genussmittel wie Nikotin, Alkohol und Kaffee, freudige Erregungen, körperliche Aktivität. Bei Gesunden steigt der Blutdruck in diesen besonderen Situationen nur kurzzeitig an und fällt danach rasch wieder auf normale Werte ab. Beim Hypertoniker (das ist eine Person mit Bluthochdruck) bleibt der Blutdruck auch in Ruhe oberhalb der Normalgrenze von 140/90 mmHg.

> *An der Regulation des Blutdrucks sind viele Organe beteiligt. Schwankungen der Blutdruckwerte sind dabei ganz natürlich.*

Der Blutdruck im Tagesverlauf (Beispiel):

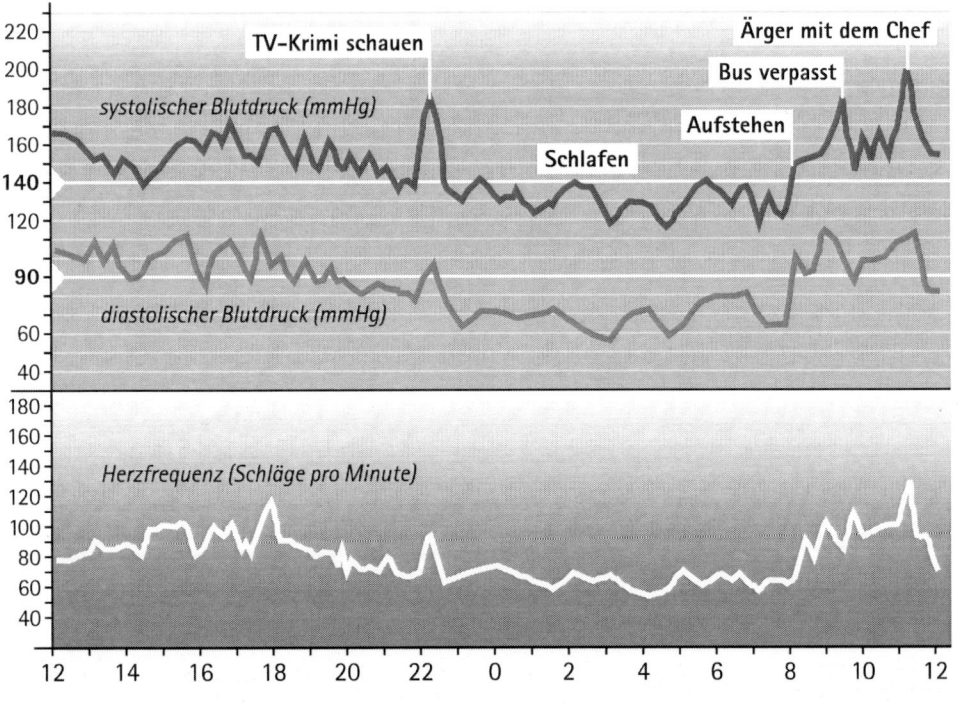

ÜBERPRÜFEN SIE IHR WISSEN

Bitte kreuzen Sie die richtigen Antworten an – dabei kann es auf jede Frage eine oder auch mehrere richtige Antworten geben.

1. Was sind die zwei wesentlichen Faktoren, die unseren Blutdruck bestimmen?
    - A Die Kraft, mit der unser Herz pumpt.
    - B Die Größe unseres Herzens.
    - C Die Frequenz, mit der das Herz schlägt.
    - D Der Widerstand der Blutgefäße.

2. Wodurch wird der Widerstand unserer Blutgefäße bestimmt?
    - A Durch die Länge der Blutgefäße.
    - B Durch ihre Elastizität bzw. Dehnbarkeit bzw. Steifigkeit.
    - C Durch das Geschlecht der Person.
    - D Durch die Enge bzw. Weite der Blutgefäße.

3. Wie wird der Blutdruck korrekt notiert?
    - A RR 139/87 mmHg
    - B RR 139/87 mmQu
    - C RR 87/139 mmHg
    - D Hg 139/87 mmRR
    - E 139/87 mmHg

4. Wofür stehen die zwei Werte des Blutdrucks?
    - A Für den Blutdruck am Anfang und am Ende der Blutdruckmessung.
    - B Für den systolischen und diastolischen Blutdruck.
    - C Für den normalen und den erhöhten Blutdruck.
    - D Für den Blutdruck während der Zusammenziehung und Entspannung des Herzmuskels.

5. Welche Aussagen zum Blutdruck sind korrekt?
    - A Der Blutdruck steigt bei schwerer körperlicher Arbeit kurzfristig an.
    - B Der Blutdruck kann bei chronischem Stress langfristig zum Bluthochdruck werden.
    - C Blutdruckschwankungen sind krankhaft.
    - D Der Blutdruck steigt gewöhnlich in der Nacht an.

Auflösung: Korrekt anzukreuzen sind 1 A + D | 2 B + D | 3 A + E | 4 B + D | 5 A + B.

Wenn der Blutdruck zum Bluthochdruck wird

Wann spricht man von Bluthochdruck?

Beim Erwachsenen bis etwa zum 65 Lebensjahr sollte der vom Arzt gemessene Blutdruck systolisch (oberer Wert) unter 140 mmHg und diastolisch (unterer Wert) unter 90 mmHg liegen. Liegen die Werte darüber, so spricht man von „Bluthochdruck" oder „Hypertonie" – auch dann, wenn nur einer der beiden Werte erhöht ist.

Bei der Selbstmessung des Blutdrucks sind die Grenzwerte mit 135/85 mmHg noch etwas tiefer. Vor der routinemäßigen Selbstmessung zu Hause sollte jedoch anhand einer Vergleichsmessung beim Arzt, Apotheker oder im Sanitätshandel überprüft werden, ob das verwendete Gerät zur Blutdruck-Selbstmessung korrekt und zuverlässig misst (mehr dazu ab Seite 29).

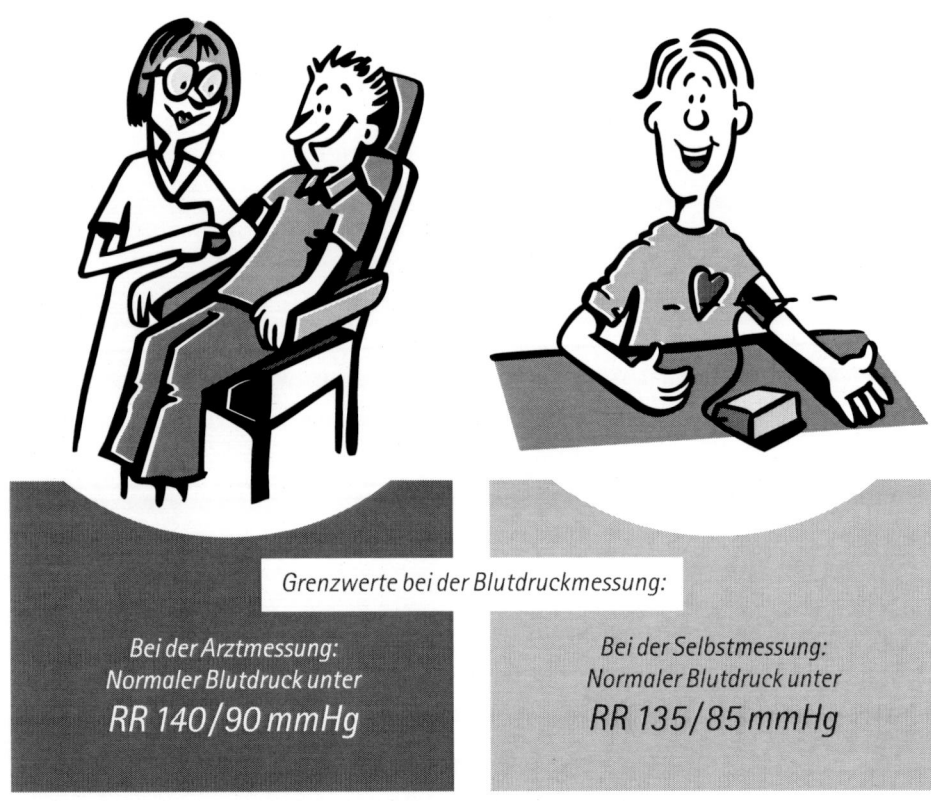

Grenzwerte bei der Blutdruckmessung:

*Bei der Arztmessung:
Normaler Blutdruck unter*
RR 140/90 mmHg

*Bei der Selbstmessung:
Normaler Blutdruck unter*
RR 135/85 mmHg

Ehe die Diagnose Bluthochdruck (Hypertonie) gestellt werden kann, muss der Blutdruck in Ruhe, zu mehreren Gelegenheiten und an verschiedenen Tagen gemessen werden und dabei mehrfach und im Mittel aller Messungen erhöht sein.

Formen der Hypertonie

Es werden zwei Formen des Bluthochdrucks unterschieden: die primäre Hypertonie, auch essentielle Hypertonie genannt, und die sekundäre Hypertonie.

- **Primäre Hypertonie**

Primär oder essentiell wird der Bluthochdruck dann genannt, wenn er ein eigenes Krankheitsbild darstellt und nicht bloß die Folge einer anderen Krankheit ist. Die Erhöhung des Blutdrucks in den Arterien ist also das wesentliche Kennzeichen der primären Hypertonie; Schäden an den Organen wie Herz, Gehirn, Niere oder Blutgefäßen treten erst als Folge des Bluthochdrucks auf.

In 95 von 100 Fällen (95 Prozent) lässt sich keine organische Ursache des Bluthochdrucks ermitteln; immer dann lautet die Diagnose „primäre Hypertonie".

- **Sekundäre Hypertonie**

In seltenen Fällen (5 Prozent) ist der Bluthochdruck die Folge einer krankhaften Organveränderung oder einer chronischen Gefäßverengung, z.B. der Nierenarterie („Nierenarterien-Stenose")– diese Form nennt man sekundäre Hypertonie und grenzt sie von der primären Hypertonie ab.

Zu den Erkrankungen, die den Blutdruck ansteigen lassen, zählen z.B. Veränderungen an den Blutgefäßen, bestimmte Nieren- und Herzerkrankung oder eine verstärkte Tätigkeit bestimmter Hormondrüsen.

Klassifikation der Hypertonie

Der Blutdruck wird entsprechend den Richtlinien der Weltgesundheitsorganisation (WHO) und der internationalen Hypertoniegesellschaft nach seiner Höhe klassifiziert. Die jeweilige Blutdruckklasse gibt einen ersten Hinweis darauf, wie hoch das Risiko für die Gesundheit des Betroffenen ist, das durch den jeweiligen Blutdruckanstieg entsteht. Wie Sie weiter hinten in diesem Buch noch erfahren, wird das Gesundheitsrisiko aber nicht allein durch den Bluthochdruck bestimmt, sondern durch die Kombination von Bluthochdruck mit anderen Risikofaktoren wie z.B. Übergewicht und Bewegungsmangel (siehe Seite 52 und 60).

Die Blutdruckklassen sind für den Arzt eine Entscheidungshilfe bei der blutdrucksenkenden Behandlung.

Sind die Blutdruckwerte bei wiederholter Messung in Ruhe in der Arztpraxis im Mittel über 140/90 mmHg und bei der Selbstmessung zu Hause über 135/85 mmHg, dann spricht man von Bluthochdruck oder Hypertonie. Mit großem Abstand am häufigsten ist die primäre Hypertonie, die entsprechend der Blutdruckhöhe in verschiedene Klassen eingeteilt wird.

In welcher Klasse ist Ihr Blutdruck? (Messung beim Arzt)

☺	Optimaler Blutdruck:	unter 120/80 mmHg
☺	Normaler Blutdruck:	unter 130/85 mmHg
☺	Hoch-normaler Blutdruck:	130-139/85-89 mmHg
☹	Hypertonie Grad 1:	140-159/90-99 mmHg
☹	Hypertonie Grad 2:	160-179/100-109 mmHg
☹	Hypertonie Grad 3 – schwere Hypertonie:	über 180/über 110 mmHg

Bluthochdruck – eine häufige Erkrankung

Ungefähr 25 Prozent der deutschen Bevölkerung hat einen hohen Blutdruck – das bedeutet, jeder 4. Bundesbürger ist Hypertoniker. Zusammen sind das über 20 Millionen Menschen in Deutschland. Kinder leiden nur selten an Bluthochdruck, aber mit zunehmendem Alter nimmt die Häufigkeit der Hypertonie zu; von den 65-Jährigen sind bereits über 50 Prozent betroffen.

Die meisten Menschen mit Hypertonie wissen gar nicht, dass ihr Blutdruck zu hoch ist. Andere wiederum behandeln ihre Krankheit nicht, obwohl sie von ihrer Hypertonie wissen. Wieder andere werden zwar wegen eines Bluthochdrucks behandelt, sie verfehlen dabei aber das Behandlungsziel und werden nicht auf Blutdruck-Normalwerte eingestellt.

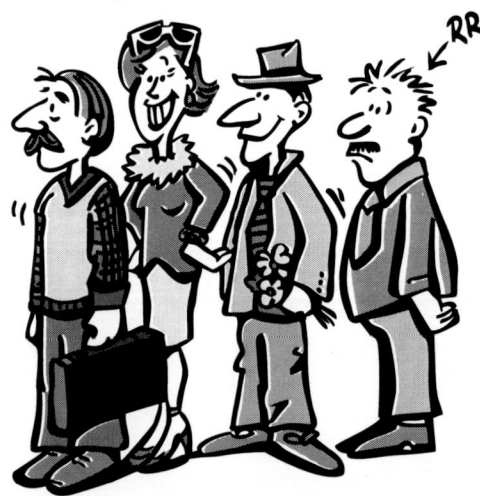

...über 140/90 mmHg: Ungefähr jeder Vierte Bundesbürger hat einen zu hohen Blutdruck.

Für Hypertoniker ist die Blutdrucknormalisierung jedoch die einzige Strategie, mit der Sie Ihr Risiko für Herz-Kreislauf-Folgekrankheiten vermindern können. Sie sollten auf diese Möglichkeit keinesfalls verzichten.

Schicksal oder Risiko?

Auch wenn wir keine organische Ursache für die primäre Hypertonie kennen, verstehen wir ihre Entstehung mittlerweile recht genau: So gibt es verschiedene Faktoren, die das Auftreten einer primären Hypertonie begünstigen. Dazu zählt die erbliche Veranlagung, die unter uns Menschen weit verbreitet ist. Man erkennt sie u.a. daran, dass auch schon andere Familienmitglieder unter Bluthochdruck leiden.

Dann ist die Ausbildung einer Hypertonie also Schicksal? Nein, keineswegs! Denn selbst bei Personen mit erblicher Veranlagung kommt es nicht zwangsläufig zum Bluthochdruck. Vielmehr kommt die Veranlagung erst aufgrund spezieller Einwirkungen zum Tragen, die wir Risikofaktoren nennen. Viele dieser Risikofaktoren lassen sich recht gut günstig beeinflussen, liegen sie doch in unserem Verhalten bzw. in unserem Lebensstil begründet.

Zwei Faktoren, die einen Bluthochdruck begünstigen, sind dabei besonders weit verbreitet: Übergewicht oder Fettleibigkeit und Bewegungsmangel. Der Blutdruck kann aber auch dann dauerhaft zum Bluthochdruck ansteigen, wenn man regelmäßig zuviel Kochsalz verwendet oder zuviel Alkohol trinkt, wenn man chronisch unter Stress und Anspannung leidet oder wenn gewisse Medikamente eingenommen werden, die den Blutdruck steigern können (z.B. die Antibabypille, manche Rheumamittel).

> *Rund 20 Millionen Bundesbürger haben einen Bluthochdruck. Er bildet sich aber nicht schicksalhaft aus, vielmehr hat unser Lebensstil entscheidenden Einfluss darauf, ob wir am Bluthochdruck erkranken oder nicht.*

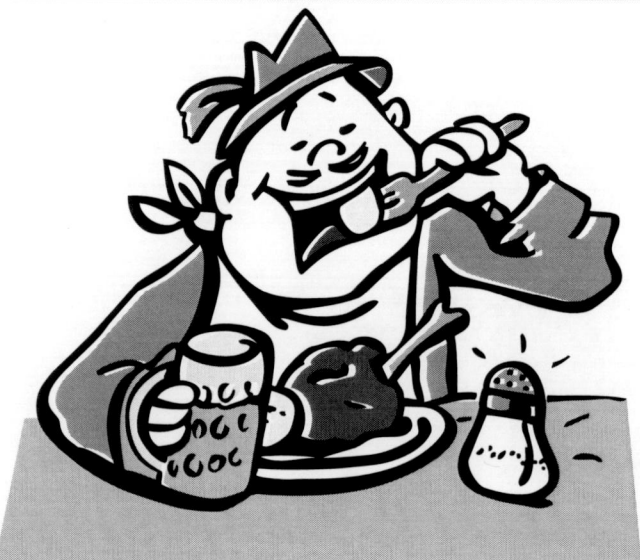

Risiko!

Welche Risikofaktoren es gibt und wie Sie diese selbst beeinflussen können, lesen Sie ab Seite 24 bzw. 48.

ÜBERPRÜFEN SIE IHR WISSEN

Bitte kreuzen Sie die richtigen Antworten an – dabei kann es auf jede Frage eine oder auch mehrere richtige Antworten geben.

1. Wie lautet der Grenzwert zwischen normalem Blutdruck und Bluthochdruck bei der Selbstmessung?
   - A RR 140/90 mmHg
   - B RR 145/95 mmHg
   - C RR 135/80 mmHg
   - D RR 135/85 mmHg

2. Wann lässt sich die Diagnose Bluthochdruck stellen? (Arztmessung)
   - A Wenn mehrmals kurz hintereinander 150/95 mmHg gemessen wurden.
   - B Wenn die Messung einmalig 160/100 mmHg ergeben hat.
   - C Wenn in verschiedenen Situationen 130/80 mmHg gemessen wurden.
   - D Wenn in Ruhe an verschiedenen Tagen 155/95 mmHg gemessen wurden.

3. Was ist ein optimaler Blutdruck? (Arztmessung)
   - A RR unter 139/89 mmHg
   - B RR unter 120/80 mmHg
   - C RR bei 135/85 mmHg
   - D RR unter 120/85 mmHg

4. Wie häufig kommt Bluthochdruck in Deutschland vor?
   - A Einer von 25 Bundesbürgern ist davon betroffen.
   - B Rund 25 Prozent der Bundesbürger sind betroffen.
   - C Jeder 4. Bundesbürger ist betroffen.
   - D 50 Prozent der Bundesbürger sind betroffen.

5. Welche Aussagen zum Bluthochdruck sind richtig?
   - A Bluthochdruck ist angeboren – da kann man nichts machen.
   - B Unser Lebensstil entscheidet mit darüber, ob sich ein Bluthochdruck ausbildet.
   - C Bei Übergewicht oder Fettleibigkeit sinkt der Blutdruck.
   - D Durch regelmäßiges körperliches Training sinkt das Risiko für Bluthochdruck.

Auflösung: 1 D | 2 D | 3 B | 4 B+C | 5 B+D.

Bluthochdruck und die Folgen

Symptome des Bluthochdrucks

Bluthochdruck spürt man nicht, eher schon die blutdrucksenkende Therapie – so ist allenthalben zu hören. Doch so kategorisch stimmt das nicht. Vielmehr kann der Bluthochdruck durchaus Symptome machen, die sich unter der Therapie bessern.

Es gibt aber keine „typischen Symptome" bei der Hypertonie. Vielmehr sind Hochdruckbeschwerden zumeist unspezifisch – das heißt, ähnliche Symptome kommen auch mit anderen Krankheiten oder gelegentlich als bloße Befindlichkeitsstörung vor (siehe Tabelle). Im Übrigen setzen die meisten Hochdrucksymptome kaum merklich ein und nehmen schleichend zu. Aus diesem Grund werden sie meist gar nicht als Beschwerden empfunden – wenn aber doch, so werden sie selten mit dem Hochdruck in Verbindung gebracht.

SYMPTOME, die unter dem Bluthochdruck mehr oder weniger ausgeprägt sind:

Herzklopfen
Schmerzen in der Herzgegend
Atemnot
Schwindel, Ohrensausen
Nasenbluten
Kopfschmerz
Nervosität / Aggressivität
hochroter Kopf
gerötete Augen
Abgeschlagenheit, anhaltende Müdigkeit
Benommenheit

Besteht der Bluthochdruck schon lange und wird dann behandelt, so kann es als Folge der Blutdrucksenkung zu den gleichen Symptomen kommen (siehe Tabelle). Es tritt nämlich nach einer gewissen Zeit eine Gewöhnung an den vorherrschenden Blutdruck ein und eine Änderung nehmen manche von uns dann als störend wahr.

Die Blutdrucksenkung könnte der Hypertoniker zunächst also als störend empfinden, doch sind die Symptome vorübergehend und hören auf, sobald sich unsere Gewöhnung wieder auf den niedrigeren, jetzt normalen Blutdruck eingestellt hat.

Das wurde in großen Studien systematisch untersucht. Dabei fand man heraus, dass sich Wohlbefinden und Lebensqualität vieler Patienten im Verlauf mehrerer Monate nach der Blutdrucknormalisierung besserten; beides besserte sich umso mehr, je tiefer der Blutdruck gesenkt wurde.

> *Die Symptome, die der unbehandelte Bluthochdruck verursacht, sind häufig mild und unspezifisch, so dass sie nicht mit dem Bluthochdruck in Verbindung gebracht werden. Wird der Blutdruck normalisiert, kann sich das Wohlbefinden bessern, da die unspezifischen Symptome abklingen.*

Der unbehandelte Bluthochdruck und seine Folgen

Der über längere Zeit unbehandelte Bluthochdruck stellt ein bedeutendes Risiko für Herz-Kreislauf-Krankheiten dar – der Zusammenhang zwischen der Höhe des Blutdrucks, der Dauer des unbehandelten Bluthochdrucks und dem Risiko für die Gesundheit ist gut untersucht. Menschen mit Bluthochdruck, der über längere Zeit unbehandelt bleibt, erleiden rund 8-mal häufiger einen Schlaganfall, entwickeln rund 7-mal häufiger eine Herzschwäche bzw. ein Herzversagen, machen 3-mal häufiger einen Herzinfarkt durch und erleben 2-mal häufiger Durchblutungsstörungen der Beine – immer im Vergleich zu Menschen mit normalem Blutdruck. Bluthochdruck ist auch ein häufiger Grund für das Nierenversagen, erst recht wenn gleichzeitig eine Zuckerkrankheit (Diabetes mellitus) besteht.

Damit nicht genug: Auch Hirnleistungsstörungen oder Demenz können eine Folge des unbehandelten Bluthochdrucks sein, wie man heute weiß. Außerdem kann der Bluthochdruck Störungen der männlichen Potenz auslösen, die sich als Erektionsstörung (erektile Dysfunktion) bemerkbar machen.

Der hohe Blutdruck lässt sich dabei Zeit und nicht selten vergehen Jahre, bis der Betroffene Folgeschäden bemerkt. Diese können schleichend einsetzen wie bei der Herzschwäche, den Durchblutungsstörungen der Beine oder dem Nierenversagen. Sie können den Hypertoniker aber auch wie aus heiterem Himmel treffen wie beim Schlaganfall oder Herzinfarkt.

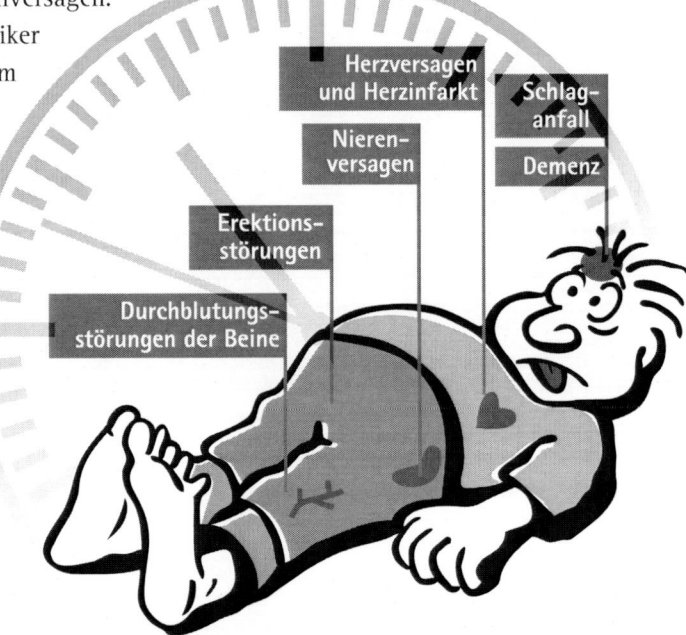

Bluthochdruck stellt ein bedeutendes Risiko für Ihre Gesundheit dar. Was Sie selbst zur Blutdrucksenkung tun können, erfahren Sie ab Seite 48.

> Auch wenn der Bluthochdruck kaum Symptome verursacht, so hat er doch gravierende Folgen für unsere Gesundheit. Dies umso mehr, je höher der Blutdruck ist und je länger der Bluthochdruck unbehandelt wirken kann.

Hochdruck und Gefäßverkalkung – die Arteriosklerose

Der unbehandelte Bluthochdruck trägt entscheidend zur „Gefäßverkalkung" (Arteriosklerose) bei. Dabei verlieren die Arterien durch die ständige Druckbelastung ihre natürliche Elastizität – so etwa wie ein Gummiband, das ständig stark gedehnt ist, allmählich seine Spannung verliert. Parallel dazu werden vermehrt Fett und Mineralien in die Arterienwände eingelagert. Das macht sie hart und spröde und engt den freien Raum in den Arterien ein, so dass es zu Durchblutungsstörungen kommt.

Gelegentlich bricht so eine spröde Einlagerung im Gefäß auf. Dabei tritt die Bruchstelle in Kontakt mit dem Blut, so dass sich dort ein Blutgerinnsel bildet. Durch dieses Gerinnsel wird die zuvor schon verengte Stelle im Gefäß oft vollständig verschlossen.

Ist eine Beinarterie davon betroffen, so wird die Beinmuskulatur nicht mehr ausreichend durchblutet, leidet dann an Sauerstoffmangel und schmerzt deshalb. Die Schmerzen treten zunächst nur beim Gehen auf, so dass der Betroffene gezwungen wird, nach kurzen Strecken immer wieder stehen zu bleiben, als ob er sich Schaufenster anschaut – deshalb wird die Durchblutungsstörung der Beine auch „Schaufensterkrankheit" genannt.

Verengt sich das Gefäß weiter, reicht die Blutversorgung der Beine auch in Ruhe nicht mehr aus und das betroffene Bein schmerzt nun ständig. Kommt es zum vollständigen Gefäßverschluss, droht sogar der Verlust des betroffenen Beins.

Bluthochdruck und Arteriosklerose

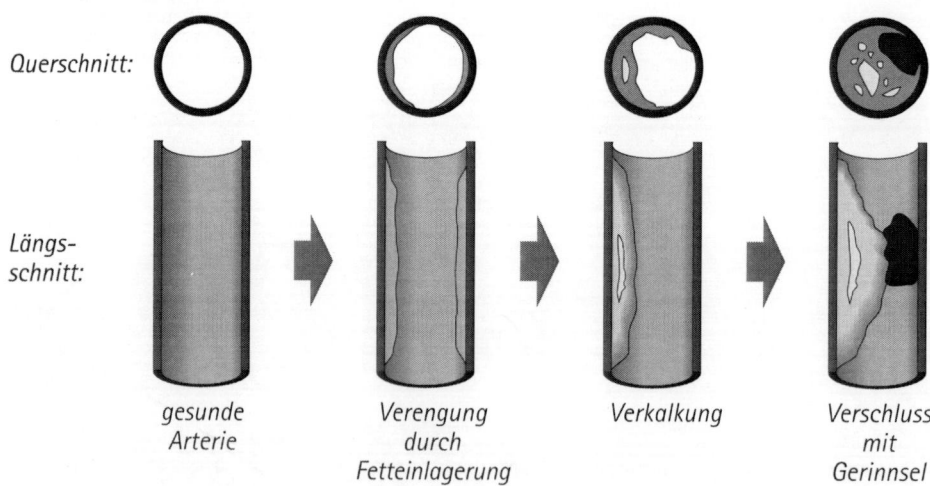

Was passiert, wenn im Gehirn oder Herz eine Gefäßverengung oder ein Gefäßverschluss auftritt, lesen Sie gleich. Bedenken Sie dabei: Schlaganfall, Herzinfarkt und alle anderen fatalen Folgen des Bluthochdrucks stellen das Ende einer Entwicklung dar. Als gut informierter Patient können sie diese Folgen verhindern, wenn Sie am Anfang dieser Entwicklung aktiv werden und dagegen vorgehen.

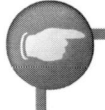
Der unbehandelte Bluthochdruck strapaziert unsere Arterien und fördert die Arteriosklerose (Gefäßverkalkung). Das hat fatale Folgen für unsere Gesundheit.

Unser Gehirn unter Hochdruck

Der unbehandelte Bluthochdruck ist der wichtigste Risikofaktor für eine Durchblutungsstörung des Gehirns, die sich oft erst als Schlaganfall äußert. Der Schlaganfall tritt aber nicht immer plötzlich und ohne Vorwarnung wie aus heiterem Himmel auf – mitunter wird er durch Warnsignale angekündigt. Doch leider wird diesen Signalen von vielen Betroffenen kaum Beachtung geschenkt. Damit wird dann aber die Möglichkeit verschenkt, eine Durchblutungsstörung des Gehirns rechtzeitig zu erkennen, zu behandeln und so den Schlaganfall zu verhindern.

Die typischen VORBOTEN des Schlaganfalls

- **Gefühlsstörungen** *in Armen, Beinen oder im Gesicht, ohne dass Sie zuvor falsch gesessen oder gelegen haben und die Durchblutung gestört war. Sie können dabei Empfindungen haben, als ob Ihr Arm bzw. Bein „eingeschlafen" ist oder Ameisen über Ihre Haut laufen.*
- **Lähmungen oder Taubheitsgefühl in einer Körperhälfte**
  Betroffen davon kann ein Arm, Bein oder auch das Gesicht sein. Sie haben Schwierigkeiten beim Laufen, fangen zu schwanken an oder können gar nicht mehr aufstehen.
- **Sehstörung** *auf einem Auge oder auch eine Art „schwarze Schlieren-Sehen" – Sie greifen an den Dingen vorbei, nehmen sie farblos wahr oder sehen sie erst gar nicht.*
- **Sprachstörungen**
  Einfache Worte fallen Ihnen nicht mehr ein, sie können nicht mehr richtig sprechen oder Sie haben Probleme, andere Menschen zu verstehen.

Vorboten bzw. Warnsignale des Schlaganfalls machen sich meist nur kurz für wenige Minuten bis Stunden bemerkbar und klingen innerhalb von 24 Stunden wieder vollkommen ab. Deshalb werden sie von Fachleuten auch „transitorisch ischämische Attacke", kurz TIA genannt; das ist eine vorübergehende (transitorische) Durchblutungsstörung (Ischämie) in einem Teil des Gehirns als Vorläufer eines Schlaganfalls. Gerade weil diese Vorboten sehr schnell vorübergehen und keine Schmerzen verursachen, werden sie wenig beachtet und von den Betroffenen kaum ernst genommen. Das ist fatal.

Bluthochdruck, der längere Zeit unbehandelt bleibt, kann unser Gehirn aber auch noch anders schädigen. Er kann nämlich zu Hirnleistungsstörungen und zum Abbau intellektueller Fähigkeiten bis hin zur Demenz führen. Ein Frühzeichen dafür kann die zunehmende Vergesslichkeit bzw. Gedächtnisschwäche sein. Umgekehrt kann die

> *Kurzzeitige Gefühls-, Sprach- oder Sehstörungen, eine vorübergehende Lähmung oder ein Taubheitsgefühl können Vorboten des Schlaganfalls sein.*
>
> *Wenn Sie so etwas erleben oder je erlebt haben, dann suchen Sie sofort Ihren Arzt auf!*

Hochdrucktherapie vor der Entwicklung einer Demenz schützen. Für beides gibt es zahlreiche Hinweise und Belege.

Auch die Augen, die als Teil des Gehirns angesehen werden, leiden unter einem unbehandelten Bluthochdruck. Besonders hochdruckempfindlich sind die feinen Äderchen, die unsere Netzhaut mit Blut versorgen; ihre Schädigung kann bis zur Blindheit führen.

Vom Schlag getroffen – der Schlaganfall

Der Schlaganfall tritt meist plötzlich auf, häufig am frühen Morgen. Er ist – je nach der Lokalisation der Durchblutungsstörung im Gehirn und abhängig davon, wie groß die Schädigung ist, die dabei auftritt – durch den Ausfall verschiedener Hirnfunktionen charakterisiert. So kann es zu Störungen des Bewusstseins, des Denkens, Sprechens oder der Merkfähigkeit kommen und zu Bewegungsstörungen oder Lähmungen. Typisch sind Lähmungen von Arm und Bein auf einer Körperhälfte und auch der Mundwinkel hängt als Folge einer Lähmung oft herab; zusätzlich können Sprach- und Sehstörungen auftreten. In schweren Fällen ist der Betroffene bewusstlos.

Manche dieser Störungen lassen sich durch die Anwendung gezielter Rehabilitationsmaßnahmen langsam bis zu einem gewissen Grad zurückbilden. Dazu ist jedoch ein rasches Handeln erforderlich. Wird das versäumt, können die Störungen überdauern oder sich verschlimmern und sogar innerhalb kurzer Zeit zum Tode führen.

> **Es gibt – entsprechend seiner Entstehung – zwei ARTEN DES SCHLAGANFALLS**
>
> - **ischämischer Insult**
>   *Das ist der Schlaganfall (Insult) infolge einer Mangeldurchblutung (Ischämie). Dabei stirbt Hirngewebe ab, weil die Blutgefäße, die es versorgen, eingeengt oder gar verstopft sind.*
> - **hämorrhagischer Insult**
>   *Das ist der Schlaganfall (Insult) aufgrund einer Hirnblutung (Hämorrhagie). Dabei reißt ein durch den Bluthochdruck geschädigtes Gefäß schließlich unter der Last des Hochdrucks auf und verursacht eine Hirnblutung.*

> *Im Falle eines Schlaganfalls, auch wenn dieser nur vermutet wird, muss der Patient schnell in die Klinik. Nur dort lassen sich lebensbedrohliche Komplikationen vermeiden und Schäden begrenzen.*

Schwerstarbeit, die das Herz schwächt, bis es versagt

Mit einem unbehandelten Bluthochdruck bürden wir unserem Herzen andauernd Schwerstarbeit auf – der Herzmuskel muss dann nämlich ständig gegen den erhöhten Druck in der großen Bauchschlagader (Aorta) anpumpen. Unter dieser chronischen und unphysiologischen Belastung verdickt sich die Herzwand und die Herzkammer wird größer. So entsteht eine Herzschwäche, die allmählich in das Herzversagen übergeht. Dies macht sich zuerst durch Luftnot bemerkbar, zu der es bereits bei leichter körperlicher Anstrengung kommen kann. Außerdem wird Wasser ins Gewebe eingelagert (Ödeme), was die Betroffenen als „dicke Beine" bezeichnen.

Auch als Folge von körperlichem Training bzw. Sport können sich der Herzmuskel und das Herz vergrößern und stärker werden. Doch ist das eine harmonische und physiologisch ausgewogene Anpassung an den erhöhten Pumpbedarf. Im Unterschied dazu ist die Anpassung des Herzens an die Mehrarbeit beim unbehandelten Bluthochdruck disharmonisch, also unausgewogen. Das Herz wird dabei zwar größer, zugleich aber immer schwächer, so dass seine Pumpfunktion nachlässt.

Herz in Not – Angina pectoris

Irgendwann wird auch ein Gefühl der Enge in der Brust (Angina pectoris) wahrgenommen, das zumeist rasch wieder vorübergeht. Das „Gefühl" dabei kann ein schwerer Schmerz sein, der bei körperlicher oder seelischer Belastung einsetzt, nach einem opulenten Essen oder sogar in Ruhe z.B. vor dem Fernseher oder im Bett. Dazu kommt es, wenn es dem Herzmuskel an Sauerstoff mangelt, weil er nicht ausreichend mit Blut versorgt ist. Die Ursache dafür sind arteriosklerotische Veränderungen und Verengungen der Herzkranzgefäße – auch dies kann die Folge eines unbehandelten Bluthochdrucks sein.

> **Typische Beschwerden bei Angina pectoris**
> - *beklemmender, brennender, schraubstockartiger Schmerz in der Mitte der Brust, der häufig in einen oder beide Arme, in Hals und Unterkiefer ausstrahlt*
> - *die Schmerzen können auch in ganz anderen Regionen unseres Körpers auftreten wie im Bauch oder Rücken*
> - *Schwitzen, Übelkeit, Benommenheit*
> - *Atemnot bei Belastung*

> *Das Gefühl der Enge in der Brust kann ein Vorbote des Herzinfarkts sein. Nehmen Sie es ernst und lassen Sie sich von Ihrem Arzt untersuchen.*

Alarm – Herzinfarkt

Ein verengtes Blutgefäß am Herzmuskel kann Angina pectoris auslösen. Kommt es aber zum vollständigen Verschluss eines Herzkranzgefäßes, führt das zum Herzinfarkt.

Beim Herzinfarkt wird der Teil des Herzmuskels, der zum Gebiet des verschlossenen Herzkranzgefäßes gehört, nicht mehr mit Blut versorgt, so dass er an Sauerstoffmangel zugrunde geht. An dieser Stelle entsteht Narbengewebe, das nicht mehr an der Herzarbeit, also der Zusammenziehung (Kontraktion) des Herzmuskels, teilnehmen kann und somit auch nicht mehr zur Pumpfunktion des Herzens beiträgt. Insofern bestimmt die Ausdehnung des Herzinfarkts das Überleben des Patienten bzw. den Grad der Einschränkung seiner Leistungsfähigkeit und damit seine Lebensqualität nach dem Herzinfarkt.

Erleben die Betroffenen den Herzinfarkt bei Bewusstsein, so empfinden sie dabei meist starke Schmerzen, die wie bei der Angina pectoris lokalisiert sind. Die Symptome können mitunter aber auch milde sein. Im Unterschied zur Angina pectoris, bei der die Beschwerden meist rasch wieder vorübergehen, dauern die Schmerzen und Symptome beim Herzinfarkt in aller Regel aber länger an.

Die Chance, einen Herzinfarkt zu überleben, ist umso größer, je schneller der Betroffene in notärztliche Behandlung kommt. Auch hier zählt wie beim Schlaganfall jede Minute. Doch leider werden die Symptome oft verkannt. So geht wertvolle Zeit verloren. Deshalb stirbt etwa jeder zweite Betroffene, bevor er die Klinik erreicht.

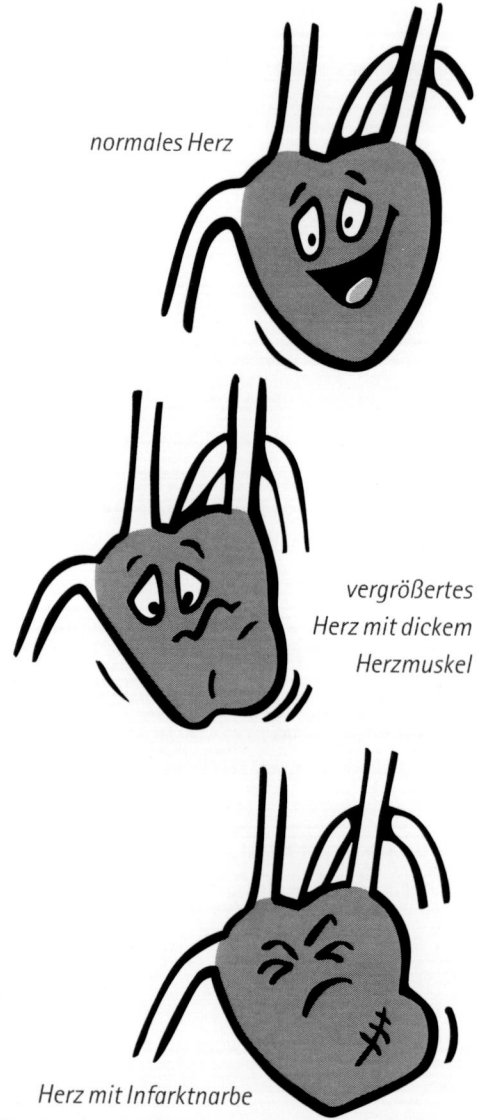

Bürden Sie Ihrem Herz nicht zuviel auf!

normales Herz

vergrößertes Herz mit dickem Herzmuskel

Herz mit Infarktnarbe

> Das Erkennen eines Herzinfarkts erfordert richtiges und rasches Handeln. Das ist überlebenswichtig!

Hochdruck, der an die Nieren geht – Nierenversagen

In der Niere wird unser Blut gefiltert und von Substanzen befreit, die der Körper nicht mehr braucht und die in höheren Konzentrationen für ihn giftig sind. Diese Substanzen werden mit dem Harn ausgeschieden. Außerdem reguliert die Niere unseren Wasser- und Mineralhaushalt. Dazu besitzt sie rund eine Million so genannter Nierenkörperchen, die von mikroskopisch kleinen Blutgefäßen durchzogen sind. Die Nierenkörperchen sind außerordentlich empfindlich und werden bei Bluthochdruck, der über längere Zeit unbehandelt bleibt, geschädigt.

Ein geschädigtes Nierenkörperchen büßt seine Filterfunktion je nach dem Grad der Schädigung ganz oder teilweise ein. Es lässt dann auch Substanzen aus dem Blut in den Harn übertreten, die man beim Gesunden nicht im Harn findet – zum Beispiel Eiweiß. Weist der Arzt Eiweiß im Harn nach, so kann das ein frühes Zeichen für eine Nierenschädigung sein. Die Nierenfunktion muss dann regelmäßig überprüft und der Patient behandelt werden, um dem chronischen und kompletten Nierenversagen vorzubeugen.

Ein dauernd erhöhter Blutdruck führt auch zu arteriosklerotischen Veränderungen und Verengungen der Nierengefäße. Daraus kann, wie bei anderen Organen auch, eine Minderdurchblutung resultieren, unter der es zur Schrumpfung der Nieren kommt. Auch Schrumpfnieren erfüllen ihre Filterfunktion nicht mehr richtig und können schließlich ganz versagen.

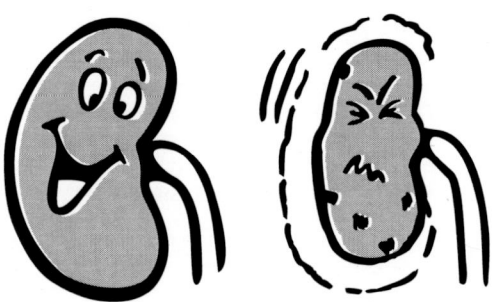

Bluthochdruck lässt die Niere schrumpfen

Das komplette Nierenversagen ist tödlich – es sei denn, Sie kommen zur Nierentransplantation oder erhalten mehrmals pro Woche eine Blutwäsche (Nierenersatztherapie oder Dialyse). Die Hochdrucktherapie schützt auch Ihre Nieren.

Nehmen Sie Ihren Bluthochdruck nicht auf die leichte Schulter – er könnte Ihnen sonst an die Nieren gehen.

Impotenz wegen erektiler Dysfunktion

Folge des unbehandelten Bluthochdrucks können auch Störungen der sexuellen Funktion und Impotenz sein. Zumindest kommt sie bei Hypertonikern häufiger vor als bei Gesunden im vergleichbaren Alter. Den genauen Grund dafür kennt man noch nicht, doch gilt es als wahrscheinlich, dass hochdruckbedingte Schäden an den Blutgefäßen auch hierfür eine Ursache sind.

Denn in den meisten Fällen von Impotenz ist es eine Störung der männlichen Potenz, speziell der Erektionsfähigkeit (erektile Dysfunktion), die beklagt wird. Darunter versteht man das dauerhafte Unvermögen, eine für den befriedigenden Geschlechtsverkehr ausreichende Erektion auszubilden oder lange genug aufrecht zu erhalten.

> *Ein chronisch erhöhter Blutdruck könnte Ihnen die Lust im Leben verleiden.*

Potenzstörungen sind gar nicht selten, wie man inzwischen weiß. Dagegen gibt es heute gute Behandlungsmöglichkeiten. Sprechen Sie darüber ganz offen mit Ihrem Arzt.

Hochdruck und andere Risikofaktoren

Herz-Kreislauf-Krankheiten stellen in Deutschland die Todesursache Nummer Eins dar – rund 50 Prozent aller Todesfälle lassen sich darauf zurückführen.

Der unbehandelte Bluthochdruck begünstigt die Entstehung von Herz-Kreislauf-Krankheiten – wir nennen ihn deshalb auch Risikofaktor. Dabei spielt auch die Blutdruckhöhe eine wichtige Rolle. Je höher der systolische oder diastolische Blutdruck ist, umso größer ist das Risiko, eine Herz-Kreislauf-Krankheit zu entwickeln.

RISIKOFAKTOREN für Herz-Kreislauf-Krankheiten:

- *Hypertonie*
- *Hohes Cholesterin*
- *Rauchen*
- *Zuckerkrankheit (Diabetes mellitus)*
- *Übergewicht*
- *Erhöhter Alkoholkonsum*
- *Erhöhter Kochsalzkonsum*
- *Negativer Stress*
- *Bewegungsmangel*
- *und andere...*
- *...darunter das Alter*

Bluthochdruck ist ein bedeutender Risikofaktor, aber keineswegs der einzige, vielmehr kennen wir noch eine Reihe anderer Risikofaktoren (siehe Tabelle).

Diese Risikofaktoren wirken alle zusammen und ergänzen sich dabei ungünstig. Je mehr dieser Faktoren auf eine Person zutreffen, umso höher ist ihr Risiko, eine Herz-Kreislauf-Krankheit zu entwickeln. Ganz unabhängig von diesen Faktoren steigt das Risiko für Herz-Kreislauf-Krankheiten natürlicher Weise auch mit zunehmendem Alter an.

Im Einzelfall kommt es immer darauf an, wie stark ein Risikofaktor ausgeprägt ist. Der Risikofaktor Bluthochdruck wurde deshalb in Klassen unterteilt (siehe „Klassifikation der Hypertonie" auf Seite 13). Eine schwere Hypertonie (Grad 3) mit Blutdruckwerten über 180/110 mmHg stellt natürlich ein viel höheres Risiko dar als eine Hypertonie Grad 1 mit systolisch 140-159 mmHg und diastolisch 90-99 mmHg, also z.B. 145/95 mmHg.

Männer hielt man lange Zeit insgesamt für gefährdeter als Frauen, eine Herz-Kreislauf-Krankheit zu entwickeln. Doch hat sich das in den vergangenen Jahren immer mehr angeglichen. Heute sind Männer und Frauen nahezu gleich gefährdet.

Bestimmen Sie Ihr RISIKO-PROFIL

Hand aufs Herz – kennen Sie Ihr persönliches Risiko für die Entwicklung einer Herz-Kreislauf-Krankheit? Bestimmen Sie Ihr Risiko-Profil – hier und gleich jetzt.

Also, Hand aufs Herz:

? Haben Sie hohen Blutdruck?	☐ Ja	☐ Nein	☐ weiß nicht
? Haben Sie hohes Cholesterin?	☐ Ja	☐ Nein	☐ weiß nicht
? Rauchen Sie?	☐ Ja	☐ Nein	☐ weiß nicht
? Haben Sie Übergewicht?	☐ Ja	☐ Nein	☐ weiß nicht
? Nehmen Sie jeden Tag Alkohol zu sich?	☐ Ja	☐ Nein	☐ weiß nicht
? Nehmen Sie vermehrt Kochsalz zu sich?	☐ Ja	☐ Nein	☐ weiß nicht
? Sind Sie zuckerkrank?	☐ Ja	☐ Nein	☐ weiß nicht
? Haben Sie das Gefühl, oft gestresst zu sein?	☐ Ja	☐ Nein	☐ weiß nicht
? Haben Sie zu wenig Bewegung?	☐ Ja	☐ Nein	☐ weiß nicht
? Ist bei einem Familienmitglied im Alter bis 65 Jahren bereits ein Herzinfarkt, Schlaganfall oder hoher Blutdruck aufgetreten?	☐ Ja	☐ Nein	☐ weiß nicht
Gesamtzahl:	☐	☐	☐

Je mehr Fragen Sie mit „ja" beantworten, umso größer ist Ihr Risiko für eine Herz-Kreislauf-Krankheit. Zu allen Antworten, die Sie nicht wissen, sollten Sie sich entsprechende Informationen einholen oder Ihren Arzt fragen.

ÜBERPRÜFEN SIE IHR WISSEN

Bitte kreuzen Sie die richtigen Antworten an – dabei kann es auf jede Frage eine oder auch mehrere richtige Antworten geben.

1. Symptome und Beschwerden des Bluthochdrucks – was ist korrekt?

   A Bluthochdruck macht ganz „typische" Beschwerden.
   B Bluthochdruck kann das Wohlbefinden verschlechtern.
   C Abgeschlagenheit und Müdigkeit können Folgen eines Bluthochdrucks sein.
   D Ein hoher Blutdruck bessert unser Wohlbefinden und macht uns fit.

2. Die Folgen des Bluthochdrucks – was ist korrekt?

   A Die Folgen des Bluthochdrucks sind relativ harmlos und unbedenklich.
   B Bluthochdruck stellt ein bedeutendes Risiko für Herz-Kreislauf-Krankheiten dar.
   C Der unbehandelte Bluthochdruck verkürzt das Leben
   D Bluthochdruck hat gar keine Folgen.

3. Wie wirkt der unbehandelte Bluthochdruck auf unser Gehirn?

   A Bluthochdruck kann Durchblutungsstörungen des Gehirns verursachen.
   B Der Schlaganfall ist eine häufige und gefährliche Hochdruckfolge.
   C Bluthochdruck verbessert unsere Hirnleistung und stärkt unser Gedächtnis.
   D Bluthochdruck macht gelegentlich blind.

4. Wie wirkt der unbehandelte Bluthochdruck auf Herz und Gefäße?

   A Der unbehandelte Bluthochdruck schädigt unsere Blutgefäße.
   B Hochdruckbedingt kann Angina pectoris als Vorbote des Herzinfarkts auftreten.
   C Herzmuskel und Herz verkleinern sich bei Bluthochdruck.
   D Unter Bluthochdruck wird das Herz zunehmend stärker.

5. Alarmzeichen für Bluthochdruckfolgen und wie Sie reagieren – was ist korrekt?

   A Beim Herzinfarkt ist eine schnelle notärztliche Behandlung überlebenswichtig.
   B Herzschmerzen, die rasch wieder abklingen, sind harmlos und kein Anlass zur Sorge.
   C Eiweiß im Harn, das der Arzt feststellt, ist das Zeichen für eine gute Nierenfunktion.
   D Der Schlaganfall kommt immer schlagartig – er hat keine Vorboten.
   E Taubheitsgefühle oder Lähmungen, die rasch vorübergehen, können Vorboten eines drohenden Schlaganfalls sein.
   F Wird ein Schlaganfall vermutet, muss der Patient schnell in die Klinik.

Auflösung: 1 B + C | 2 B + C | 3 A + B + D | 4 A + B | 5 A + E + F.

Blutdruckmessung und Selbstmessung

Sie wissen nun, was der Blutdruck ist und wann man von Bluthochdruck spricht. Im nächsten Hauptkapitel (Hauptkapitel 2) werden Sie erfahren, wie der Blutdruck bestimmt wird und Sie sollen lernen, Ihren Blutdruck zu Hause unter Alltagsbedingungen korrekt selbst zu messen. Sie erfahren dabei, was Sie bei der Blutdruck-Selbstmessung beachten sollten. Das Kapitel wird Ihnen mögliche Fehlerquellen aufzeigen und wichtige Tipps geben.
Die Blutdruck-Selbstmessung ist ein wichtiger Bestandteil der Hochdruckbehandlung.
Sie bietet Ihrem Arzt entscheidende Informationen für Ihre individuelle blutdrucksenkende Therapie.

Blutdruckmessung und Selbstmessung

Das Prinzip der Blutdruck(selbst)messung

Der Standard in der Blutdruckmessung

Für die Standard-Blutdruckmessung wird eine aufblasbare Gummimanschette eng, aber nicht einschnürend um den Oberarm gelegt. Solange die Manschette luftleer ist, kann das Blut im Arm ungehindert fließen. Das ändert sich, wenn die Manschette aufgepumpt wird. Ist der Druck in der Manschette schließlich höher als der Blutdruck in der Arterie des Arms, so wird die Arterie von der Manschette zusammengedrückt und der Blutfluss in den Unterarm gestoppt.

Jetzt beginnt die eigentliche Blutdruckmessung. Dazu wird die Luft aus der Manschette langsam wieder abgelassen. Parallel dazu sinkt der Druck in der Manschette ab, so dass sich die Arterie langsam wieder weitet und immer mehr Blut hindurch fließen lässt.

Der Messvorgang:

- *Manschette luftleer – das Blut fließt ungehindert durch die darunter liegende Arterie*

- *Manschette aufgepumpt – die Arterie wird zusammengepresst und der Blutfluss gestoppt*

- *Aus der aufgepumpten Manschette wird die Luft langsam über ein Schraubventil abgelassen, so dass langsam immer mehr Blut durch die Arterie fließt*

- *Der Blutfluss durch die eingeengte Arterie verursacht ein Strömungsgeräusch, das mit dem Hörrohr (Stethoskop) als Klopfen wahrnehmbar ist*

- *Der Druck in der Manschette beim ersten und beim letzten Klopfen entspricht dem oberen, systolischen bzw. dem unteren, diastolischen Blutdruck (weitere Erklärungen im Text rechte Seite oben)*

Ein Beispiel:
Erstes Klopfen = systolischer Blutdruck 150 mmHg

Letztes Klopfen = diastolischer Blutdruck 95 mmHg
Das könnte ein Bluthochdruck sein!

Der obere Blutdruckwert – der systolische Blutdruck

Genau in dem Moment, in dem der Druck in der Manschette minimal niedriger ist als der Blutdruck, wird der Blutdruck es schaffen, die Arterie unter der Manschette ein klein wenig aufzudehnen und etwas Blut hindurchzudrücken. Dabei entsteht ein Strömungsgeräusch. Es lässt sich mit einem Hörrohr (Stethoskop), das in der Ellenbeuge kurz unterhalb der Gummimanschette aufgesetzt wird, als Klopfen erkennen. Der Druck in der Manschette, der genau in dem Moment gemessen wird, wenn das erste Klopfen auftritt, entspricht dem oberen Blutdruckwert und damit dem systolischen Blutdruck.

Der untere Blutdruckwert – der diastolische Blutdruck

Lässt man die Luft weiter ab und vermindert so den Druck in der Manschette immer mehr, wird sich die Arterie immer weiter öffnen. Parallel dazu wird auch das Klopfen immer leiser. In dem Moment, in dem sich die Arterie wieder ganz öffnet und das Blut vollkommen ungehindert fließt, verstummt das Klopfen – der Druck, der in diesem Augenblick in der Manschette herrscht, entspricht dem unteren Blutdruckwert, also dem diastolischen Blutdruck.

Die Selbstmessung des Blutdrucks

Die Blutdruckwerte, die in der Arztpraxis gemessen werden, sind zumeist etwas anders als diejenigen, die beim Apotheker oder bei Ihnen zuhause ermittelt werden. Das liegt keineswegs daran, dass irgendjemand schlechter misst.

Der Blutdruck in der Praxis ist meist etwas höher als zuhause. Viele Menschen sind beim Arzt nämlich aufgeregt, nervös oder angespannt – und genau das ist es, was den Blutdruck in die Höhe treibt.

Deswegen ist die Selbstmessung des Blutdrucks durch den Patienten grundsätzlich sinnvoll. Ungeeignet ist sie nur für diejenigen, die sich bei jeder Blutdruckmessung, also auch bei der Selbstmessung zu Hause, sehr stark aufregen oder anspannen, so dass der Blutdruck jedes Mal fälschlich zu hoch gemessen wird.

Die Blutdruck-Selbstmessung hat viele Vorteile

Eine Blutdruck-Selbstmessung lässt sich überall und zu jeder beliebigen Zeit durchführen wie zum Beispiel bei der Arbeit, beim Sport, auf Reisen, in Stresssituationen oder bei Beschwerden wie etwa Schwindel oder Kopfschmerz. Außerdem hilft die Blutdruck-Selbstmessung dem Arzt bei der medikamentösen Blutdruck-Einstellung – so lassen sich Folgeschäden durch einen schlecht behandelten Bluthochdruck vermeiden. Insofern trägt der Patient durch die Blutdruck-Selbstmessung aktiv zu seiner Behandlung bei – Voraussetzung ist jedoch, dass man das Blutdruck-Messgerät richtig handhabt und die Blutdruck-Selbstmessung korrekt durchführt.

> Die Blutdruck-Selbstmessung ist ein wichtiger Bestandteil der Bluthochdruck-Behandlung. Die von Ihnen nach jeder Blutdruck-Selbstmessung notierten Messwerte bieten dem Arzt entscheidende Informationen für Ihre individuelle blutdrucksenkende Therapie.

Normalwerte bei der Selbstmessung des Blutdrucks (Wiederholung)

Bei der Selbstmessung des Blutdrucks sind die Grenzwerte mit 135/85 mmHg etwas niedriger als bei der Blutdruckmessung in der Arztpraxis (siehe auch „Wann spricht man von Bluthochdruck" auf Seite 11). Ist der mehrmals selbst gemessene Blutdruck normal (unter 135/85 mmHg) und nur der „Sprechstunden-Blutdruck" erhöht (140/90 mmHg oder höher), so bedarf es keiner blutdrucksenkenden Behandlung.

Vor der routinemäßigen Blutdruck-Selbstmessung sollte jedoch anhand einer Vergleichsmessung beim Arzt, Apotheker oder im Sanitätshandel überprüft werden, ob das verwendete Gerät zur Blutdruck-Selbstmessung korrekt und zuverlässig misst.

Grenzwerte bei der Selbstmessung:
RR 135/85 mmHg
Normaler Blutdruck unter
RR 135/85 mmHg

Grenzwerte bei der Arztmessung:
RR 140/90 mmHg
Normaler Blutdruck unter
RR 140/90 mmHg

Wie häufig soll der Blutdruck gemessen werden?

Haben Sie einen normalen Blutdruck, dann reicht eine jährliche Kontrollmessung aus. Das gleiche gilt auch dann, wenn Ihr Blutdruck nur in der Arztpraxis erhöht, bei der Selbstmessung zu Hause aber normal ist.

Sind Sie Hypertoniker und haben sich für die Blutdruck-Selbstmessung entschieden, so werden Sie Ihren Blutdruck gerade am Anfang öfter messen wollen, um zu wissen, wie er sich in bestimmten Situationen verhält. Wichtig ist zudem, nach der Diagnose „Bluthochdruck" bzw. „Hypertonie" und nach dem Beginn oder einer Änderung der Hochdrucktherapie die Blutdruckwerte im Tagesverlauf zu ermitteln (wann ist der Blutdruck besonders hoch oder wie sind die Durchschnittswerte über einen Tag verteilt). Dafür messen Sie Ihren Blutdruck zum Beispiel 8-mal über den Tag verteilt. Dies kann in der Woche vor einem Kontrollbesuch beim Arzt nützlich sein.

Später reicht es vollkommen aus, wenn Sie Ihren Blutdruck 1- bis 2-mal täglich messen. Um die Werte von Tag zu Tag vergleichen zu können, sollten Sie dann allerdings stets zur gleichen Tageszeit messen, am besten vor dem Essen und stets vor der Medikamenteneinnahme. Sind dabei die Blutdruckwerte als Folge der Behandlung immer normal, so reicht es aus, den Blutdruck einmal in der Woche zu bestimmen. Erkennen Sie dabei eine Verschlechterung der Werte, dann sollten Sie zur Kontrolle wieder häufiger messen.

> *Falls Sie unsicher sind, wie oft Ihr Blutdruck kontrolliert werden soll, besprechen Sie dies mit Ihrem Arzt. Aber machen Sie sich mit der Selbstmessung nicht „verrückt" – das erhöht nur wieder Ihren Blutdruck!*

Die 24-Stunden-Blutdruck-Langzeitmessung

Im Tagesverlauf passt sich unser Blutdruck allen möglichen Geschehnissen an. Dabei steigt er, wenn wir körperlich, geistig oder emotional aktiv sind, uns anstrengen oder gestresst sind. Er sinkt ab, wenn wir uns entspannen, ausruhen oder schlafen. Diese Schwankungen sind vollkommen natürlich; besonders gut kann man sie mit der 24-Stunden-Blutdruck-Langzeitmessung erfassen.

Für den Arzt ist die Blutdruck-Langzeitmessung über 24 Stunden hilfreich – ähnlich wie die Blutdruck-Selbstmessung. Damit kann er die Effekte der Hochdrucktherapie recht genau beurteilen und feststellen, ob die verordneten Medikamente über den ganzen Tag und auch in der Nacht wirken und den Blutdruck ausreichend senken.

Bei der 24-Stunden-Blutdruck-Langzeitmessung wird nach herkömmlichem Standard mit Hilfe einer Manschette am Oberarm gemessen. Das Aufpumpen der Manschette, das Ablassen der Luft, die Druckmessung selbst und die Registrierung und Speicherung der gemessenen Blutdruckwerte erfolgt dabei automatisch. Dafür ist ein kleines Gerät zuständig, das am Gürtel getragen und ohne größere Beeinträchtigung des Patienten über 24 Stunden mitgeführt werden kann.

Zur Langzeitmessung sollte der Patient ein Tagebuch führen, in das er alle Besonderheiten, Beschwerden und Medikamenteneinnahmen mit entsprechenden Zeitangaben einträgt. Mit diesen Angaben lassen sich später die Blutdruckspitzen bewerten, die im Verlauf der Langzeitmessung registriert wurden.

Für die Blutdruck-Langzeitmessung sind besondere Grenzwerte zu berücksichtigen; wichtig ist dabei insbesondere, dass der Blutdruck natürlicher Weise nachts um 10 bis 15 Prozent abfällt.

Grenzwerte bei der 24-Stunden-Blutdruck-Langzeitmessung:	
Mittelwert aller Messungen	*RR 130/80 mmHg*
Mittelwert aller Messungen tagsüber	*RR 135/85 mmHg*
Mittelwert aller Messungen in der Nacht	*RR 120/75 mmHg*

Der Blutdruck im Tagesverlauf wurde bereits im Kapitel „Natürliche Blutdruckschwankungen" auf Seite 9 erläutert.

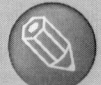# ÜBERPRÜFEN SIE IHR WISSEN

Bitte kreuzen Sie die richtigen Antworten an – dabei kann es auf jede Frage eine oder auch mehrere richtige Antworten geben.

1. Zur Wiederholung: Wofür stehen die zwei Werte des Blutdrucks?
   - A Für den Blutdruck am Anfang und am Ende der Blutdruckmessung.
   - B Für den systolischen und diastolischen Blutdruck.
   - C Für den normalen und den erhöhten Blutdruck.
   - D Für den Blutdruck während Zusammenziehung und Entspannung des Herzmuskels.

2. Das Prinzip der Blutdruckmessung – was ist korrekt?
   - A Die Standard-Blutdruckmessung erfolgt am Handgelenk.
   - B Die Standard-Blutdruckmessung erfolgt am Oberarm.
   - C Das erste Strömungsgeräusch, das bei der Blutdruckmessung mit dem Hörrohr (Stethoskop) wahrgenommen wird, kennzeichnet den systolischen Blutdruck.
   - D Das erste Strömungsgeräusch im Hörrohr (Stethoskop) kennzeichnet den diastolischen Blutdruck.

3. Die Vorteile der Blutdruck-Selbstmessung – was ist korrekt?
   - A Mit ihr kann der Patient den Blutdruck ohne Aufregung und Anspannung in gewohnter Umgebung selbst messen.
   - B Mit ihr kann man überall und jederzeit den Blutdruck zur Kontrolle messen.
   - C Die Blutdruck-Selbstmessung ermöglicht es dem Patienten, seine medikamentöse Hochdrucktherapie den Erfordernissen anzupassen.
   - D Die Blutdruck-Selbstmessung hat keine Vorteile gegenüber der Messung beim Arzt.

4. Wie lautet der Grenzwert zwischen normalem Blutdruck und Bluthochdruck?
   - A RR 135/85 mmHg bei der Arztmessung
   - B RR 135/90 mmHg bei der Selbstmessung
   - C RR 135/85 mmHg bei der Selbstmessung
   - D RR 140/90 mmHg bei der Arztmessung

5. Welche Aussagen zur Blutdruckmessung sind korrekt?
   - A Die Blutdruck-Selbstmessung ist grundsätzlich sinnvoll.
   - B Die Blutdruckmessung sollte stets zu wechselnden Tageszeiten durchgeführt werden.
   - C Die Blutdruck-Selbstmessung sollte möglichst immer zur gleichen Tageszeit erfolgen.
   - D Je schlechter der Blutdruck eingestellt ist, umso öfter sollte er kontrolliert werden.

Auflösung: 1 B + D | 2 B + C | 3 A + B | 4 C + D | 5 A + C + D.

Blutdruck-Messgeräte

Die Qual der Wahl

Für die Blutdruck-Selbstmessung gibt es im Handel eine schier unüberschaubare Zahl von Geräten. Experten bedauern, dass es dabei keine ausreichende Kontrolle der Geräte hinsichtlich Zuverlässigkeit und Messgenauigkeit gibt. Dies macht es dem Käufer nicht gerade leicht, sich für ein Gerät zu entscheiden, das speziell für ihn geeignet ist und zuverlässig und genau misst. Etwas Hilfe bietet die „Deutsche Hochdruckliga" (siehe Seite 108) – sie vergibt Prüfsiegel für ausgewählte Blutdruck-Messgeräte als Qualitätsauszeichnung, wenn diese Geräte auf ihre Messgenauigkeit getestet und als ausreichend genau bewertet wurden.

> *Bevor Sie sich ein eigenes Gerät zur Blutdruck-Selbstmessung kaufen, besprechen Sie zunächst mit Ihrem Arzt, welchen Gerätetyp er speziell für Sie empfiehlt.*

Viele Patienten bevorzugen ein Gerät, das den Blutdruck nicht wie die herkömmlichen Blutdruck-Messapparate am Oberarm, sondern am Handgelenk misst. Gerade bei diesen Geräten sollten Sie vor dem Kauf mit Ihrem Arzt besprechen, ob es für Sie geeignet ist. Wenn ja, dann sollten Sie Vergleichsmessungen zwischen Handgelenk und Oberarm durchführen lassen.

Eine kurze Gerätekunde

Insgesamt lassen sich verschiedene Gruppen von Messgeräten entsprechend ihrem Messprinzip unterscheiden. Die wichtigsten Gerätetypen werden nachfolgend kurz vorgestellt.

Akustisch messendes Oberarmgerät mit Stethoskop – Der Standard

Geräte dieses Typs bestehen aus der Manschette für den Oberarm, dem Gummiball mit Ventilschraube am Druckmesser mit Skala und Verbindungsschlauch zur Manschette und dem Hörrohr (Stethoskop) mit der Membran (Mikrophon; siehe Abbildung auf der nächsten Seite). Diese „Stethoskopgeräte" sind preiswert und robust, robust auch zur Messung unter kritischen Bedingungen – insofern sind sie besonders gut geeignet für Patienten mit sehr verkalkten Blutgefäßen oder mit Herzrhythmusstörungen. Wer mit der Messung gut vertraut ist und die Klopfgeräusche richtig deuten kann, erzielt mit diesem Gerät genaue und zuverlässige Messergebnisse. Ein Nachteil ist der Zeitaufwand bis zum Messergebnis.

Die Blutdruckmessung nach dieser Methode muss man üben. Dabei haben viele Patienten zunächst Probleme mit der richtigen Positionierung des Mikrophons, was dazu führt, dass sie die Klopfgeräusche nicht richtig hören können. Für Patienten mit Seh- oder Hörstörungen ist dieses Gerät nicht geeignet.

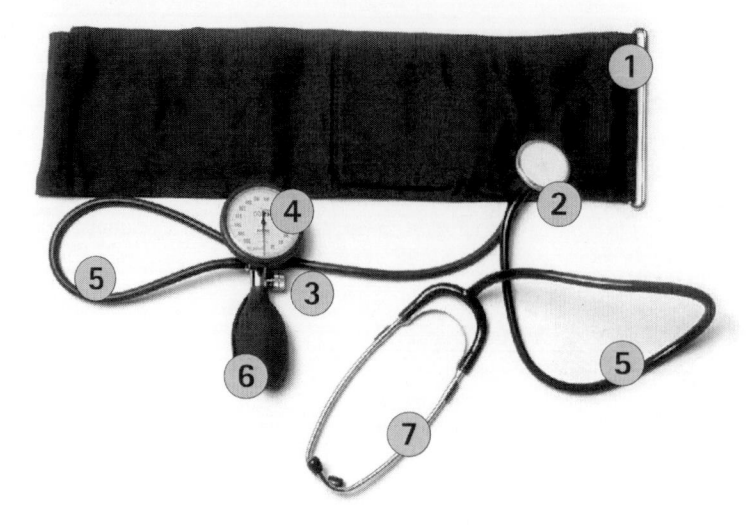

Gerätschaft zur Standard-Blutdruckmessung:
1. *Manschette*
2. *Mikrophon*
3. *Ventilschraube*
4. *Druckmesser mit Werteskala*
5. *Verbindungsschlauch*
6. *Gummiball zum Aufpumpen der Manschette*
7. *Stethoskop*

Elektrisch-akustisch messender Halbautomat

Das Messprinzip dieses Gerätes entspricht dem des „Stethoskopgeräts", nur werden die Klopfgeräusche vom Gerät selbständig registriert. Dazu ist das Mikrophon fest in der Manschette integriert und muss über der Schlagader am Arm richtig platziert sein. Die Manschette wird manuell aufgepumpt, die Luft aber automatisch abgelassen. Nach Beendigung der Messung erscheinen die Blutdruckwerte zusammen mit der Pulsfrequenz im Anzeigefenster (Display) des Geräts.

Geräte dieses Typs bieten dem Anwender einen höheren Bedienkomfort als die traditionellen „Stethoskopgeräte". Sie eignen sich insbesondere für Patienten mit unregelmäßigem Herzschlag (Herzrhythmusstörung) oder fortgeschrittener Gefäßverkalkung (Arteriosklerose).

Der oszillometrisch messende Halbautomat

Bei diesen Geräten erfolgt die Blutdruckmessung nach der so genannten oszillometrischen Methode. Im Wort „oszillo-metrisch" stecken die Begriffe „schaukeln" oder „schwingen" (lateinisch: oszillare) und Maß (griechisch: Metron).

Oszillationen sind Schwingungen oder Vibrationen. Sie treten auf, wenn der natürliche Blutfluss in einer Arterie behindert ist. Wird die Arterie also von der Manschette zur Blutdruckmessung eingeengt, so wird sie an diesem Hindernis für das fließende Blut zu schwingen anfangen. Am größten ist die Schwingung, wenn die Arterie etwa zur Hälfte eingeengt ist; schwingungsfrei ist sie,

> **Einschränkung:**
> *Bei völlig unregelmäßigem Herzschlag (so genannten Herzrhythmusstörungen wie z.B. Vorhofflimmern) oder bei fortgeschrittener Gefäßverkalkung (Arteriosklerose) sind die oszillometrisch messenden Geräte nur bedingt zur Blutdruckmessung geeignet.*

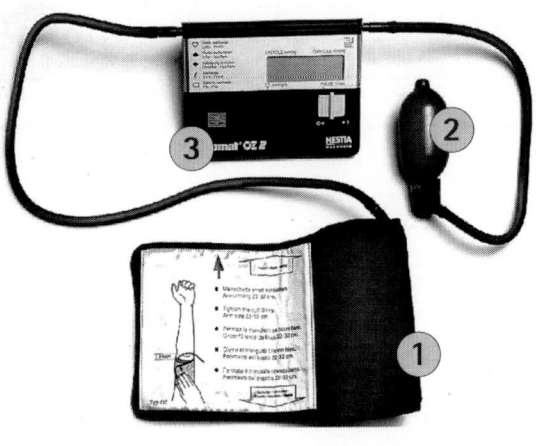

*Halbautomat
zur Messung am Oberarm
1. Manschette
2. Gummiball
3. Messeinheit mit
   Anzeigefenster (Display)*

wenn sie vollkommen offen oder komplett durch den Druck der Manschette verschlossen ist. Die Schwingungen werden über das Gewebe des Arms, die Luftsäule in der Manschette und im Schlauch zum Messgerät übertragen. Aus dem An- und Abschwellen der Schwingungen ermittelt das Gerät den oberen und unteren Blutdruckwert.

Entsprechend einem Halbautomaten muss die Manschette von Hand aufgepumpt werden; der Luftablass und die Messung erfolgen jedoch automatisch. Die Blutdruckwerte und der Puls werden am Ende der Messung angezeigt. Diese Geräte bieten einen hohen Komfort bei der Blutdruckmessung.

> *Erscheint im Anzeigefenster (Display) Ihres oszillometrischen Messgeräts häufig das Wort „ERROR" (Fehler), so gibt es offenbar wiederkehrende Schwierigkeiten beim Messen Ihres Blutdrucks. In diesem Fall besprechen Sie bitte mit Ihrem Arzt, ob dieses Gerät für Sie geeignet ist.*

Oszillometrisch messender Vollautomat

Alle Vollautomaten arbeiten nach der oszillometrischen Messmethode. Dabei unterscheidet man Vollautomaten für die Messung am Oberarm von denen für die Messung am Handgelenk. Nachdem die Manschette korrekt angelegt wurde, erfolgt die gesamte Messung auf Knopfdruck automatisch mit Aufpumpen, Luftablassen, Bestimmung und Anzeige und eventuell Speichern der Blutdruckwerte.

Insofern bietet ein Vollautomat dem Patienten einen optimalen Bedienkomfort, zumal es dazu auch noch einige Sonderausstattungen gibt. So kann man bei manchen Geräten wählen, wie hoch die Manschette aufgepumpt werden soll; andere Geräte ermitteln das selbständig. Es gibt auch Vollautomaten mit eingebautem Speicher, aus dem eine Anzahl der zuletzt gemessenen Blutdruckwerte später noch einmal abgerufen werden kann.

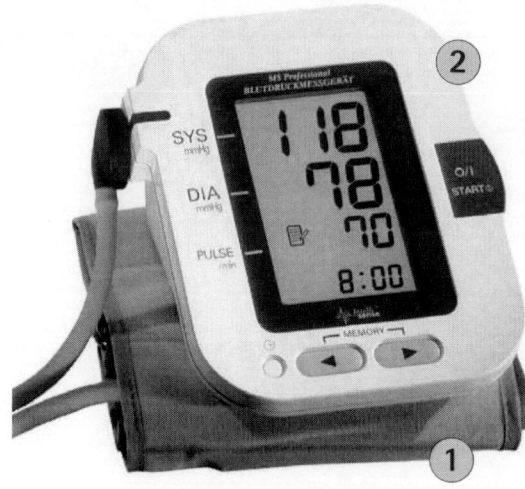

*Vollautomat
zur Messung am Oberarm:
1. Manschette
2. Messeinheit mit
   Anzeigefenster (Display)*

Geräte zur Blutdruckmessung am Handgelenk

Geräte zur Blutdruckmessung am Handgelenk sind immer oszillometrisch messende Vollautomaten – Erläuterungen zum Messprinzip finden Sie in den beiden vorangehenden Kapiteln.

Die Blutdruckmessung am Handgelenk wird von vielen Patienten als angenehmer empfunden als die Messung am Oberarm, da man keine Kleidung ablegen muss und die Messung schneller geht. Übergewichtige Patienten bevorzugen diese Messmethode auch deshalb, weil bei ihnen die Messung am Oberarm manchmal schmerzhaft ist. Im Übrigen sind die Automaten zur Blutdruckmessung am Handgelenk klein und handlich und bieten einen hohen Komfort.

Rund 80 Prozent aller verkauften Blutdruck-Messgeräte sind Handgelenkgeräte. Ihre Genauigkeit ist allerdings sehr stark von den Messbedingungen abhängig – was es dabei zu beachten gilt, erfahren Sie auf Seite 40 und 42. Generell werden Handgelenkgeräte mit Zurückhaltung empfohlen, da eine Blutdruckmessung am Oberarm zuverlässiger ist.

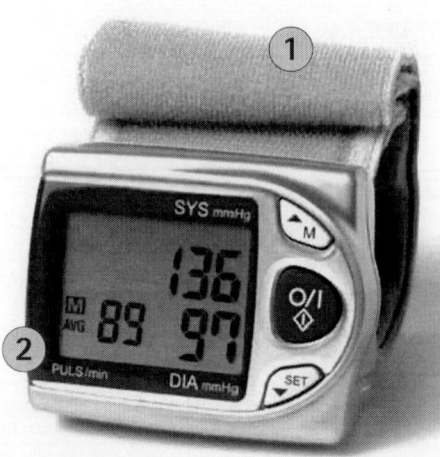

*Handgelenkgerät
1. Manschette
2. Messeinheit mit
   Anzeigefenster (Display)*

Sollten Sie sich aber für ein Handgelenkgerät zur Blutdruck-Selbstmessung entscheiden, sprechen Sie vor dem Kauf unbedingt mit Ihrem Arzt und lassen Sie überprüfen, ob Ihre Blutdruckwerte am Oberarm und Handgelenk übereinstimmen. Treten dabei Unterschiede von 10 mmHg auf, ist eine Blutdruckmessung am Handgelenk nicht empfehlenswert. nicht empfehlenswert.

> *Da Handgelenkgeräte sehr klein und handlich sind, fordern sie leicht dazu auf, „mal schnell den Blutdruck zu messen". Doch Vorsicht! Auch hierbei gilt es, alle Regeln zur Blutdruckmessung einzuhalten.*

Geräte zur Messung am Finger

Es werden auch Blutdruck-Messautomaten zum Kauf angeboten, die den Blutdruck am Finger messen. Diese Geräte sind bisher jedoch nicht sehr zuverlässig und werden deshalb auch nicht vom Arzt empfohlen. Schwierigkeiten bei der Blutdruckmessung am Finger treten besonders häufig bei Patienten mit schlanken oder kalten Fingern auf. In diesem Sinne: Finger weg von diesen Geräten!

Passt die Größe der Manschette?

Damit die Ergebnisse der Blutdruckmessung korrekt sind, kommt es auch auf die Wahl der passenden Manschette an.

Für die Messung am Oberarm wird zwischen einer Standardmanschette, der großen Manschette und der Kindermanschette unterschieden. Maßgeblich für die Wahl der Manschettengröße ist der Armumfang in Zentimetern.

Bevor sie ein Blutdruck-Messgerät kaufen, überprüfen Sie bitte, ob die Manschettengröße zu Ihren Körpermaßen passt!

- **Standardmanschette:** *Erwachsene mit einem Oberarmumfang bis zu 33 cm benutzen die Standardmanschette mit einem aufblasbaren Gummiteil, das 12 cm breit und 24 cm lang ist.*
- **Große Manschette:** *Personen mit einem Armumfang von 33 cm bis 41 cm benötigen die große Manschette. Deren aufblasbares Gummiteil ist breiter (15 cm) und länger (30 cm) als das der Standardmanschette. Für einen noch größeren Armumfang muss das Gummiteil 18 cm breit und 36 cm lang sein.*
- **Kindermanschette:** *Kinder brauchen je nach ihrer Größe eine kurze und schmale Kindermanschette.*
- **Manschette für das Handgelenk:** *Geräte für die Blutdruckmessung am Handgelenk besitzen üblicher Weise Manschetten, die sich für einen Handgelenkumfang zwischen 13,5 cm und 19,5 cm eignet.*

Ist die Manschette zu schmal, so werden zu hohe Blutdruckwerte gemessen und in der Folge möglicherweise unnötig blutdrucksenkende Medikamente verordnet.
Ist sie zu breit, werden zu niedrige Werte ermittelt – so wird möglicherweise ein Bluthochdruck verkannt.

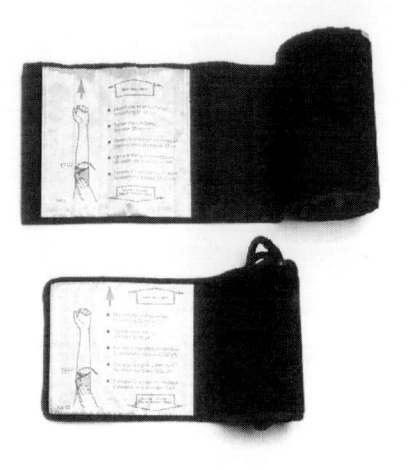

Auf die Manschettengröße kommt es an:

Große Manschette

Standard- manschette

Eichung der Blutdruck-Messgeräte

Jedes Blutdruck-Messgerät wird einer messtechnischen Untersuchung unterzogen, bevor es im Fachgeschäft verkauft wird. Danach bekommt es zur Zulassung eine CE-Nummer (CE steht für „Confirmity Europe"). Damit ist gesichert, dass das Gerät für die nächsten 2 Jahre zuverlässig den Blutdruck misst.

Eine Eichplakette mit der Jahreszahl, wann das Gerät neu geeicht werden muss, erhält das Gerät erst wieder nach erneuter Eichung. Medizinische Einrichtungen wie die Arztpraxis sind verpflichtet, ihr Blutdruck-Messgerät alle 2 Jahre nacheichen zu lassen; für Privatpersonen gilt diese Verpflichtung nicht.

Die „Deutsche Hochdruckliga" (siehe Seite 118) vergibt – wie bereits erwähnt – Prüfsiegel für Blutdruck-Messgeräte als Qualitätsauszeichnung, wenn diese Geräte auf ihre Messgenauigkeit getestet und als ausreichend genau bewertet wurden. Dieses Siegel kann Ihnen beim Kauf behilflich sein und die Entscheidung für ein bestimmtes Gerät erleichtern. Fragen Sie beim Gerätekauf danach.

Kommt es häufig zu Messstörungen (ERROR) oder werden ungewöhnliche und von der Kontrollmessung beim Arzt abweichende Blutdruckwerte gemessen, sollte das Gerät überprüft werden – entweder vom Hersteller, wenn noch Garantie besteht, oder vom städtischen Eichamt.

ÜBERPRÜFEN SIE IHR WISSEN

Bitte kreuzen Sie die richtigen Antworten an – dabei kann es auf jede Frage eine oder auch mehrere richtige Antworten geben.

1. Was sollten Sie vor dem Kauf eines Geräts zur Blutdruck-Selbstmessung beachten?

    A Man sollte ggf. seinen Arzt fragen, welches Blutdruck-Messgerät am besten für einen persönlich geeignet ist.

    B Man sollte ggf. seinen Arzt fragen, ob ein Gerät zur Blutdruckmessung am Handgelenk für einen geeignet ist.

    C Ihr Arzt sollte ggf. eine Blutdruckmessung am Oberarm und eine am Handgelenk durchführen und prüfen, ob die Messwerte übereinstimmen.

    D Sie könnten prüfen, ob das gewünschte Gerät ein Prüfsiegel der „Deutschen Hochdruckliga" erhalten hat.

2. Kleine Gerätekunde - was ist hierbei korrekt?

    A Bei einem akustisch messenden Gerät werden die Blutdruckwerte unter Verwendung eines Hörrohrs (Stethoskop) ermittelt.

    B Beim elektrisch-akustisch messenden Halbautomaten wird die Manschette automatisch vom Gerät aufgepumpt und der Patient bestimmt die Blutdruckwerte unter Zuhilfenahme eines Hörrohrs (Stethoskop).

    C Beim elektrisch-akustisch messenden Halbautomaten wird die Manschette vom Patienten mit dem Blasebalg aufgepumpt und das Gerät bestimmt die Blutdruckwerte unter Zuhilfenahme eines eingebauten Mikrophons.

    D Geräte zur Blutdruckmessung am Handgelenk sind zumeist elektrisch-akustisch messende Halbautomaten.

    E Geräte zur Blutdruckmessung am Handgelenk sind immer oszillometrisch messende Vollautomaten.

3. Was ist bei der Verwendung eines Blutdruck-Messgeräts zu beachten?

    A Bei Herzrhythmusstörungen ist die oszillometrische Blutdruckmessung die einzig funktionierende Methode.

    B Bei Herzrhythmusstörungen sind oszillometrisch messende Geräte nur bedingt zur Blutdruckmessung geeignet.

    C Die Blutdruckmessung am Finger ist besonders zuverlässig, so dass dabei nichts weiter zu beachten ist.

    D Die aufblasbare Manschette muss die richtige Größe haben, damit die Blutdruckmessung korrekte Messwerte ergibt.

    E Der Grund für Fehlmessungen kann eine fehlerhafte Anwendung sein.

Auflösung: 1 A + B + C + D | 2 A + C + E | 3 B + D + E.

Praxis der Blutdruck-Selbstmessung

Regeln zur Durchführung der Blutdruck-Selbstmessung

Ihr fester Entschluss und die Auswahl eines geeigneten Geräts sind die Voraussetzungen zur Blutdruck-Selbstmessung. Jetzt kommt es entscheidend auf die korrekte Handhabung des Messgeräts und die akkurate Durchführung der Blutdruck-Selbstmessung an. Dabei gibt es einige Regeln zu beachten.

Normalerweise ist der Blutdruck an beiden Armen gleich; er wird dann am linken Arm gemessen. Wurde durch den Arzt eine Differenz zwischen rechtem und linkem Arm festgestellt, so sollte man immer an dem Arm mit dem höheren Blutdruck messen. Haben Sie ein Blutdruck-Messgerät, bei dem die Manschette manuell aufgepumpt werden muss, dürfen Sie zum Aufpumpen nie die Hand des Arms benutzen, an dem gemessen wird.

Grundsätzlich ist darauf zu achten, dass die Kleidung den Arm, an dem gemessen wird, nicht einschnürt. Falls erforderlich, ist der Messarm freizumachen. Über der Kleidung darf auch nicht gemessen werden.

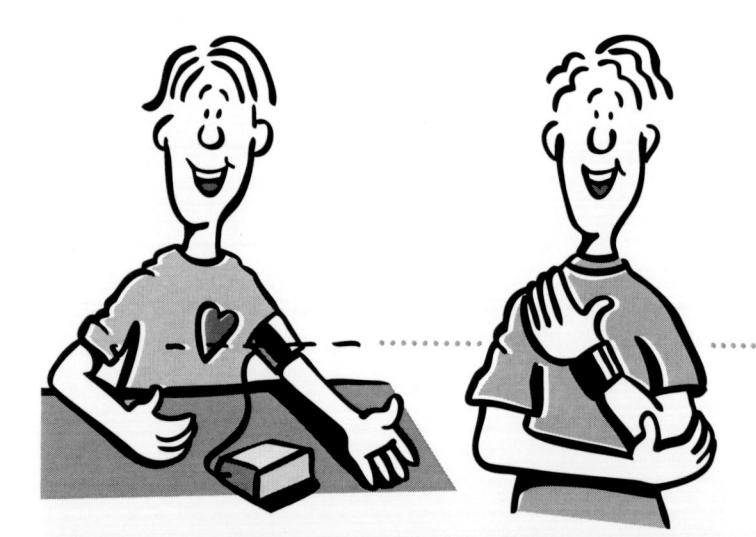

Das müssen Sie beherzigen: Der Messpunkt bzw. die Manschette muss auf Herzhöhe liegen!

- **So bereiten Sie sich vor:** *Die Blutdruckmessung erfolgt in Ruhe im Sitzen. Deshalb sollten Sie mindestens 3 bis 5 Minuten entspannt und angelehnt sitzen, bevor Sie die Messung starten. Lärm und andere Störungen sind dabei zu vermeiden. Auf koffeinhaltige Getränke sollten Sie vor der Messung verzichten.*

- **Nun starten Sie die Messung:** *Der Arm, an dem gemessen wird, ist entspannt und leicht gestreckt, aber nicht überstreckt. Er muss so gelagert sein, dass sich die Blutdruckmanschette und mit ihr der Messpunkt auf Herzhöhe befindet. Bei der eigentlichen Messung sollte nicht gesprochen und der Arm nicht bewegt werden.*

Der Messpunkt muss immer auf Herzhöhe liegen!

Bei der Messung am Oberarm ist das recht einfach, da sich eine korrekt angelegte Oberarmmanschette automatisch auf Herzhöhe befindet, wenn der Arm entspannt ist. Legen Sie dabei den Unterarm locker ab, z.B. auf einen Tisch.

Bei der Messung am Handgelenk muss dagegen mit geeigneten Hilfsmitteln dafür gesorgt werden, dass der Messpunkt auf Herzhöhe platziert wird. Gut geeignet dazu ist eine feste Unterlage passender Höhe, die man vor sich auf einen Tisch stellt, darauf entspannt seinen Unteram legt und so den Messpunkt auf Herzhöhe bringt.

Alternativ kann man bei der Messung am Handgelenk die Hand des Messarms mit den Fingern an der Schulter der gegenüberliegenden Körperseite anlegen; auch dabei kommt das Handgelenk mit dem Messpunkt auf Herzhöhe. Bei dieser Methode sollte der Ellenbogen des Messarms entweder locker auf einen Tisch aufgestützt oder durch den anderen Arm unterstütz werden, damit keine Muskelanspannung im Messarm entsteht.

> *Die Blutdruckmessung erfolgt in Ruhe. Die Position des Messpunkts ist dabei wichtig – er muss auf Herzhöhe liegen.*

Die Lage des Messpunkts beeinflusst das Messergebnis ganz entscheidend – liegt der Messpunkt 10 cm ober- oder unterhalb Herzhöhe, so kann der Messwert um 10 mmHg schwanken. Das können Sie selbst ausprobieren.

Notieren Sie die Messwerte: *Zwischen zwei Messungen muss man mindestens eine Minute entspannt warten. Von den gemessenen Blutdruckwerten sollte das Wertepaar mit den höheren Werten in einen Blutdruckpass (siehe Seite 44 und 45) eingetragen werden.*

Die Blutdruckmessung am Oberarm

Die Manschette wird um den Oberarm gelegt, so dass sie fest anliegt – es sollte gerade noch möglich sein, einen Finger unter die Manschette zu schieben. Der untere Manschettenrand muss 2 cm bis 3 cm über der Ellenbeuge platziert werden, mit dem aufblasbaren Teil auf der Innenseite des Arms.

Bei der Verwendung eines Halb- oder Vollautomaten zur Blutdruckmessung ist die Manschette so anzulegen, dass das eingebaute Mikrophon bzw. der Schwingungsmesser über der Schlagader am Innenarm liegt. Wird ein herkömmliches Hörrohr (Stethoskop) verwendet, wird dessen Membran (Mikrophon) kurz unterhalb der Gummimanschette über der Schlagader in der Ellenbeuge am Innenarm aufgesetzt.

Muss die Manschette mit dem Gummibalg aufgepumpt werden, so sollte dies rasch geschehen bis zu einem Druck, der etwa 30 mmHg über dem erwarteten oberen, systolischen Blutdruck liegt. Ein unnötig langes Stauen der Armdurchblutung ist dabei zu vermeiden. Vollautomaten pumpen die Manschette selbsttätig auf.

Bei der akustischen Blutdruckmessung mit Stethoskop wird die Luft nach dem Aufpumpen der Manschette durch Verstellen der Ventilschraube langsam wieder abgelassen – der Druck soll dabei um etwa 2 mmHg pro Sekunde sinken. Beim Luftablassen werden die Blutdruckwerte ermittelt – das Prinzip wurde auf Seite 28 erläutert. Der auf der Skala des Druckmessers (Manometer) angezeigte Druck beim ersten „Klopfgeräusch", das man beim Luftablassen im Hörrohr (Stethoskop) hört, entspricht der Höhe des systolischen Blutdrucks; der im Moment des vollständigen Verstummenn des „Klopfens" vom Druckmesser angezeigte Druck entspricht dem diastolischen Blutdruck.

Halb- oder Vollautomaten lassen die Luft selbständig ab und ermitteln dabei die Blutdruckwerte. Sie erscheinen im Anzeigenfenster (Display) des Geräts.

> Üben Sie die Blutdruckmessung wiederholt, bevor Sie die Werte „ernst" nehmen.

Nach Abschluss der Messung wird rasch die restliche Luft aus der Manschette abgelassen – von Hand bzw. automatisch. Notieren Sie die gemessenen Blutdruckwerte im Blutdruckpass.

Die Messung am Handgelenk

Handgelenkgeräte sind zur Blutdruck-Selbstmessung sehr beliebt. Allerdings können die Messergebnisse am Handgelenk von denen am Oberarm abweichen. Diese Abweichung darf nicht mehr als 10 mmHg betragen – das muss durch Vergleichsmessungen sichergestellt sein, bevor die am Handgelenk gemessenen Blutdruckwerte zur Behandlung der Hypertonie verwendet werden können. Ist die Abweichung der Werte größer, muss die Blutdruckmessung am Oberarm erfolgen.

Zur Blutdruckmessung am Handgelenk wird die Manschette so angelegt, dass das Messfeld an der Innenseite des Handgelenks in der Verlängerung der Handfläche liegt.

Für die Durchführung der Blutdruckmessung gelten die gleichen Voraussetzungen wie für die Messung am Oberarm. Dabei ist die Position des Handgelenks auf Herzhöhe wichtig – eine häufige Fehlerquelle bei der Blutdruck-Selbstmessung. Beachten Sie dazu die „Regeln zur Durchführung der Blutdruck-Selbstmessung" auf Seite 40.

Nach Starten des Gerätes erfolgt der eigentliche Messvorgang vollautomatisch. Auch hierbei gilt: ruhig sitzen und nicht sprechen. Zur Wiederholungsmessung sollte etwa eine Minute abgewartet werden. Notieren Sie die gemessenen Blutdruckwerte im Blutdruckpass.

> Prüfen Sie anhand der nachfolgenden Checklisten, ob Sie bei der Blutdruckmessung alles korrekt machen.

Checklisten für die Blutdruckmessung

Üben Sie die Blutdruckmessung und prüfen Sie anhand der Checkliste, ob Sie dabei alles korrekt machen. Achten Sie darauf, Fehler zu vermeiden.

Das sollten Sie bei der Blutdruckmessung beachten

- ✓ *Blutdruck-Messgerät, Blutdruckpass und Stift zum Notieren der Werte bereit legen.*
- ✓ *Oberarm, an dem gemessen wird, entkleiden bzw. Handgelenk freimachen, ohne den Arm dabei einzuengen.*
- ✓ *3 bis 5 Minuten ruhig und entspannt am Tisch sitzen.*
- ✓ *Manschette eng, aber nicht einengend anlegen, so dass ein Finger gerade noch darunter passt.*
- ✓ *Unteren Manschettenrand 2 bis 3 cm oberhalb der Ellenbeuge platzieren bzw. direkt auf das Handgelenk.*
- ✓ *Unterarm locker und leicht gestreckt auf die Unterlage legen.*
- ✓ *Der Messpunkt befindet sich auf Herzhöhe!*
- ✓ *Startknopf drücken bzw. Manschette 30 mmHg über den erwarteten oberen (systolischen) Wert rasch aufpumpen.*
- ✓ *Messung abwarten bzw. Luft gerade so schnell ablassen, dass der Druckabfall 2 mmHg pro Sekunde beträgt und nach der Messung Luft vollständig ablassen.*
- ✓ *Blutdruckwerte bis auf 2 mmHg genau notieren.*
- ✓ *Wiederholungsmessung frühestens nach einer Minute starten.*

Vermeiden Sie diese Fehler bei der Blutdruckmessung

- *Die Ruhe vor der Messung wird nicht eingehalten.*
- *Die Manschette ist zu schmal oder zu breit für den Oberarmumfang.*
- *Der Messpunkt liegt nicht auf Herzhöhe, weil der Messarm falsch – zu tief oder zu hoch – gelagert ist.*
- *Einengende Kleidung am Messarm wurde nicht abgelegt.*
- *Die Manschette wird zu stramm oder zu locker angelegt.*
- *Die Manschette wird über der Kleidung angelegt.*
- *Das Mikrophon akustisch messender Geräte liegt nicht auf der Schlagader.*
- *Die Manschette wird zu niedrig oder zu hoch aufgepumpt.*
- *Bei der Messung wird gesprochen oder der Arm bewegt.*
- *Die Luft wird zu schnell aus der Manschette abgelassen.*
- *Falsche Klopfgeräusche werden bei der akustischen Messung genommen.*

Der Blutdruckpass

Notieren Sie die Blutdruckwerte nach jeder Messung mit Datum und Uhrzeit. Falls Sie mehrmals kurz hintereinander gemessen haben, notieren Sie die höheren Messwerte.

Gut dazu geeignet ist ein Blutdruckpass, in dem sich die Werte aller Messungen zu einer Kurve verbinden lassen. Alternativ benutzen Sie ein Blutdruck-Tagebuch, in das Sie die Werte als Zahlen eintragen. Entsprechende Vordrucke erhalten Sie von Ihrem Arzt oder Apotheker oder bei der „Deutschen Hochdruckliga".

Falls Sie blutdrucksenkende Medikamente einnehmen, kann es für Ihren Arzt sehr hilfreich sein, wenn Sie auch die Einnahmezeiten notieren. Vermerken Sie zusätzlich Besonderheiten wie z.B. Krankheit, Sport oder extreme Stress-Situationen.

Bemerken Sie ungewöhnliche Beschwerden wie Kopfschmerz oder Schwindel, messen Sie Ihren Blutdruck und notieren die Werte zusammen mit einer kurzen Beschreibung der Beschwerden. Diese Information kann für die weitere Behandlung wichtig sein. Nehmen Sie Ihre Aufzeichnungen zu jedem Arztbesuch mit. So kann Ihr Arzt Ihren Bluthochdruck besser behandeln und individuell reagieren.

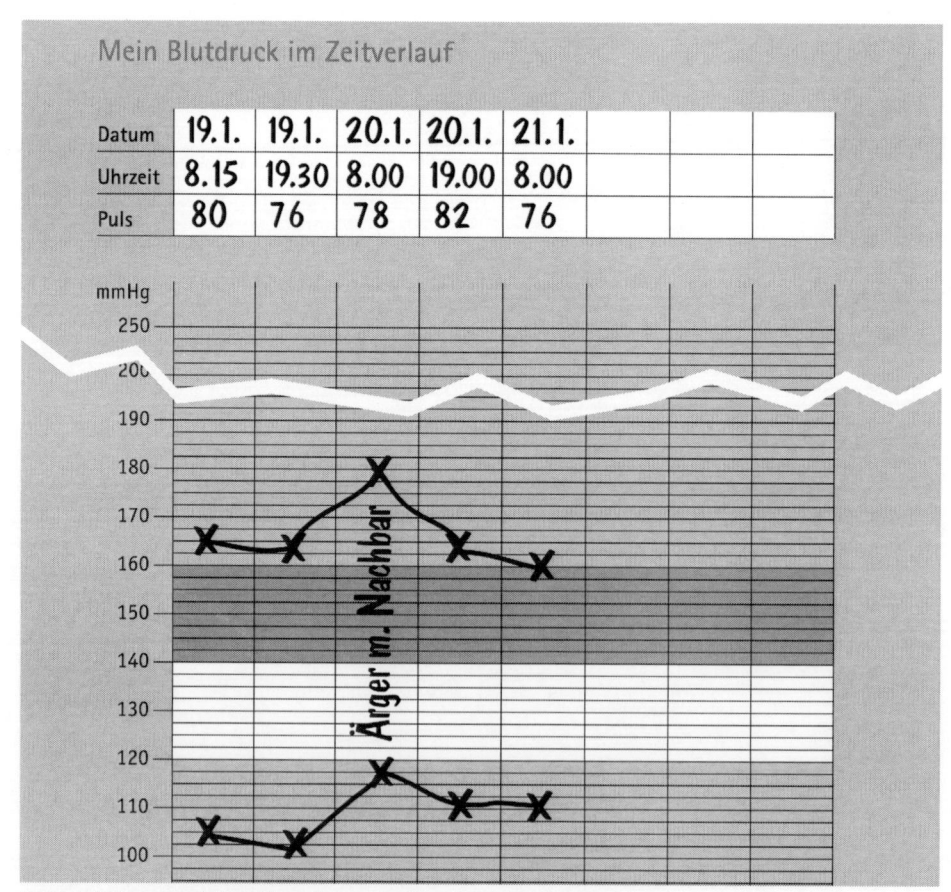

Mein Blutdruck im Zeitverlauf

Datum	19.1.	19.1.	20.1.	20.1.	21.1.			
Uhrzeit	8.15	19.30	8.00	19.00	8.00			
Puls	80	76	78	82	76			

Beispiel für das regelmäßige Eintragen Ihrer Blutdruckwerte.

Mein Blutdruck im Zeitverlauf *(bitte notieren Sie Ihre Werte)*

Datum								
Uhrzeit								
Puls								

mmHg
- 250
- 240
- 230
- 210
- 200
- 190
- 180
- 170
- 160
- 150
- 140
- 130
- 120
- 110
- 100
- 90
- 80
- 70
- 60
- 50

Blutdruckmessung und Selbstmessung ▶ Praxis der Blutdruck-Selbstmessung

Ursachen und Folgen

Blutdruckmessung und Selbstmessung

Allgemeinmaßnahmen

Medikamentöse Therapie

Bluthochdruck „spezial"

ÜBERPRÜFEN SIE IHR WISSEN

Bitte kreuzen Sie die richtigen Antworten an – dabei kann es auf jede Frage eine oder auch mehrere richtige Antworten geben.

1. Grundregeln zur Durchführung der Blutdruck-Selbstmessung – was ist korrekt?
   - A Der Messpunkt bzw. die Manschette muss auf Augenhöhe liegen.
   - B Der Messpunkt bzw. die Manschette muss auf Herzhöhe liegen.
   - C Vor jeder Messung sollte man sich 3 bis 5 Minuten hinlegen.
   - D Vor jeder Messung sollte man 3 bis 5 Minuten entspannt sitzen.

2. Vorbereitung zur Blutdruck-Selbstmessung – was ist korrekt?
   - A Die Gummimanschette sollte so um den Unter- oder Oberarm gelegt werden, dass man keinen Finger mehr darunter schieben kann.
   - B Man darf die Manschette auch mal über der Kleidung anlegen.
   - C Das Hörrohr (Stethoskop) muss über der Schlagader in der Ellenbeuge am Innenarm kurz unterhalb der Gummimanschette angelegt werden.
   - D Die Manschette mit eingebautem Mikrophon bzw. Schwingungsmesser muss über der Schlagader am Innenarm anliegen.

3. Die Blutdruck-Selbstmessung – was ist korrekt?
   - A Der Arm, an dem gemessen wird, ist entspannt und ruhig gelagert.
   - B Die Manschette wird rasch bis zu einem Druck aufgepumpt, der etwa 30 mmHg über dem erwarteten oberen, systolischen Blutdruck liegt.
   - C Zur manuellen Messung wird die Luft aus der Manschette um etwa 30 mmHg pro Minute abgelassen.
   - D Das erste Klopfgeräusch kennzeichnet den oberen, systolischen Blutdruckwert.

4. Am Ende der Blutdruck-Selbstmessung – was ist korrekt?
   - A Am Messende wird die restliche Luft rasch aus der Manschette abgelassen.
   - B Zur Wiederholungsmessung kann man die Manschette gleich wieder aufpumpen.
   - C Eine Wiederholungsmessung sollte frühestens eine Minute nach Abschluss der ersten Messung gestartet werden.
   - D Ich notiere die Messwerte – im Falle dass ich zwei Messungen durchgeführt habe, notiere ich das Wertepaar mit den niedrigeren Werten.
   - E Ich notiere die Messwerte – im Falle dass ich zwei Messungen durchgeführt habe, notiere ich das Wertepaar mit den höheren Werten.

Auflösung: 1 B + D | 2 C + D | 3 A + B + D | 4 A + C + E.

Was Sie selbst zur Blutdrucksenkung tun können

Wurden bei Ihnen wiederholt erhöhte Blutdruckwerte gemessen und hat Ihr Arzt die Diagnose „Bluthochdruck" gestellt, so muss eine blutdrucksenkende Behandlung erfolgen, um Organschäden zu vermeiden. Dazu sollten zunächst nicht-medikamentöse Maßnahmen ergriffen werden. Hierzu gibt es eine Vielzahl von Möglichkeiten, wie sie selbst durch eine „gesunde Lebensführung" Ihren Blutdruck senken können.

Einzelheiten dazu erfahren Sie im folgenden Hauptkapitel (Hauptkapitel 3) – es trägt den Titel „Allgemeinmaßnahmen" oder „Was Sie selbst zur Blutdrucksenkung tun können".

Was Sie selbst zur Blutdrucksenkung tun können
Leben – gesund und munter

Alles eine Frage des Stils

Uns allen ist klar, dass Zähneputzen zuerst sauberen Zähnen dient, damit aber auch die wichtigste Maßnahme zur Vorbeugung gegen Karies ist. Und beim Bluthochdruck? Ziel der Hypertoniebehandlung ist die Normalisierung des Blutdrucks, zugleich aber auch der Schutz vor hochdruckbedingten Schäden an unseren Organen.

Dieser Organschutz steht von Anfang an sogar im Mittelpunkt der Hypertoniebehandlung und ist immer das entscheidende Kriterium für den Therapieerfolg. Da man diesen Erfolg jedoch erst am Ende eines hoffentlich langen Lebens bestimmen kann, muss man sich bis dahin auf die Messung des Blutdrucks verlassen. Je tiefer Ihr Blutdruck unter dem Zielwert liegt, umso größer ist Ihre Aussicht auf ein langes, aktives und selbstbestimmtes Leben bei guter Gesundheit. Dieser Zusammenhang zwischen niedrigem Blutdruck, Erhalt der Organfunktion und längerem Überleben wurde in vielen verschiedenen Studien an mehreren hunderttausend Patienten zweifelsfrei nachgewiesen.

Es gibt aber „kein richtiges Leben im valschen" (zitiert nach dem Humoristen, Dichter und Zeichner Robert Gernhardt). Das heißt, die Aussicht auf ein langes Leben gesund und munter bis ins hohe Lebensalter hängt mit der Höhe unseres Blutdrucks zusammen, aber selbstverständlich immer auch mit unserem gegenwärtigen Lebensstil. Es ist sogar so, dass der Lebensstil bereits mit darüber entscheidet, ob wir an Bluthochdruck erkranken oder nicht. Denn Bluthochdruck beruht in den allermeisten Fällen auf einer Fehlregulation, die wir selbst durch unseren Lebensstil auslösen, zumindest aber verstärken. Einzelheiten dazu haben Sie bereits auf Seite 14 gelesen.

Insofern ist die „gesunde Lebensführung", also die Umstellung des Lebensstils hin zu mehr Bewegung und gesunder Ernährung, auch ein bedeutender Beitrag zur Hochdrucktherapie.

„Gesunde Lebensführung" – was heißt das eigentlich?

Eine gesunde Lebensführung ist im Wesentlichen – das werden Sie wohl wissen – ein aktiver Lebensstil mit viel körperlicher Bewegung und gesunder Ernährung. Versuchen Sie zunächst immer, den erhöhten Blutdruck ohne Medikamente zu senken. Geeignet dazu ist eine gesunde Lebensführung

> *Ein bedeutender Beitrag zur erfolgreichen Behandlung des Bluthochdrucks ist die Änderung des Lebensstils hin zu mehr Bewegung und gesunder Ernährung – sie bessert das Wohlbefinden und verstärkt die Wirkung der „Blutdrucksenker".*

In diesem Sinne werden Sie als für sich selbst verantwortlicher Patient Ihre körperliche Aktivität steigern, bei Übergewicht einige Pfunde abwerfen, Ihren Kochsalz- und Alkohol-Konsum reduzieren, das Rauchen einstellen, dabei entspannter als sonst bleiben und auch noch alle anderen Allgemeinmaßnahmen zur gesunden Lebensführung beherzigen und umsetzen. Oder nicht?

> **Allgemeinmaßnahmen zur gesunden Lebensführung**
> - *Steigern Sie Ihre körperliche Bewegung, indem Sie...*
>   - *keine Bewegung als „unnötig" ansehen.*
>   - *kurze Strecken gehen statt fahren.*
>   - *regelmäßige Bewegung im Alltag als „Ihren Sport" betrachten.*
> - *Reduzieren Sie bei Übergewicht Ihr Gewicht, indem Sie...*
>   - *nicht mehr essen als Sie verbrauchen.*
>   - *Ihren Verbrauch durch körperliche Bewegung erhöhen.*
>   - *energiereiche Lebensmittel meiden.*
> - *Verringern Sie die Verwendung von Kochsalz, indem Sie...*
>   - *Kräuter statt Salz verwenden.*
>   - *nicht nachsalzen.*
>   - *auf verstecktes Salz achten.*
> - *Meiden Sie Genussmittel, indem Sie...*
>   - *den Alkoholkonsum reduzieren.*
>   - *das Rauchen unbedingt einstellen.*
>   - *Gier von Genuss unterscheiden – beim Essen wie beim Trinken.*
> - *Sorgen Sie für weniger Stress und mehr Entspannung, indem Sie...*
>   - *sich Strategien zur Stressbewältigung aneignen.*
>   - *Stress abbauen durch körperliche Bewegung.*
>   - *Entspannung trainieren.*

Ja, aber – jeder weiß doch, wie schwer es ist, eingefahrene Geleise zu verlassen und neue Wege einzuschlagen. Ein neuer Weg startet gleich hier, führt über die folgenden Seiten dieses Buches und überlässt es Ihnen dann, das Gelesene umzusetzen. Ob Ihnen dieser Weg gangbar erscheint oder zu mühsam vorkommt – bevor Sie das entscheiden, überdenken Sie einmal folgendes:

> *Ihr Lebensstil hat sich nicht von einem auf den anderen Tag abrupt ergeben; er hat sich langsam ausgebildet. All Ihr Handeln hat Ihren Lebensstil dabei mit geformt.*
> *Und so wird Ihr Leben auch weiter gehen, denn Ihr Stil steht niemals still. Vielmehr werden Sie die Folgen all dessen, was Sie heute tun und lassen, zukünftig „erleben".*

Machen Sie sich diese Erkenntnisse zunutze, um aus eingefahrenen Geleisen auf neue Wege zu wechseln. Wie das geht?

Auch kleine Schritte bringen uns voran

Fangen Sie mit kleinen Schritten an. Ändern Sie einzelne Gewohnheiten in Ihrem Leben, bis Sie sich wieder neu daran gewöhnt haben. Das Ziel ist die Umstellung des Lebensstils hin zu mehr Bewegung und gesunder Ernährung.

Lassen Sie sich Zeit mit dem Ändern. Warten Sie aber nicht, damit zu beginnen, sonst könnten Ihnen Änderungen schleichend oder abrupt durch Krankheit aufgezwungen werden. Leben Sie in diesem Sinne bewusst und aktiv, gelassen aber entschlossen, kurz: gesund und munter.

Ist der Blutdruck nur leicht erhöht, können entsprechende Maßnahmen zur gesunden Lebensführung bereits zur Blutdrucknormalisierung ausreichen, so dass man auf Medikamente verzichten kann.

Und wenn man nicht ohne Medikamente zur Blutdrucknormalisierung auskommt? Selbst dann lohnt sich eine entsprechende Änderung des Lebensstils: Darunter wird sich das Wohlbefinden langfristig bessern. Außerdem wird die gesunde Lebensführung dazu beitragen, dass die verordneten Medikamente effektiver wirken – so müssen Sie weniger davon einnehmen und unterstützen auch noch Ihren Arzt bei der Hochdruckbehandlung.

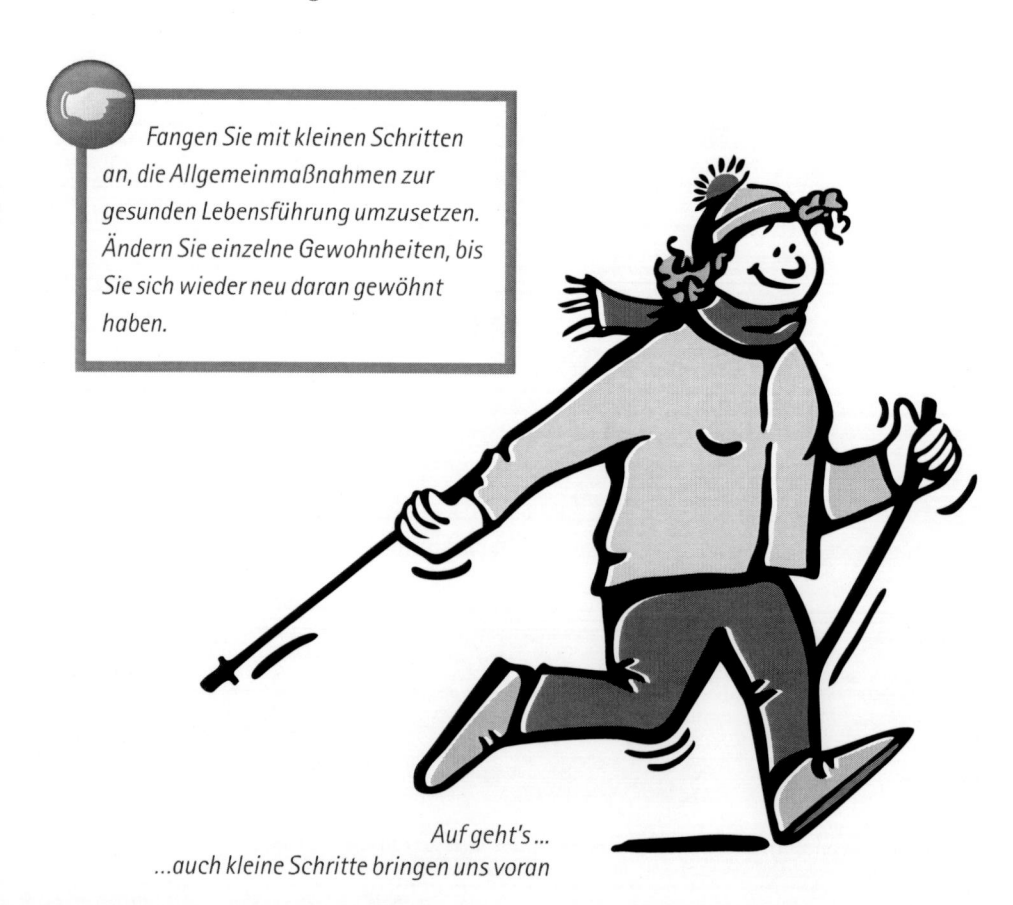

> Fangen Sie mit kleinen Schritten an, die Allgemeinmaßnahmen zur gesunden Lebensführung umzusetzen. Ändern Sie einzelne Gewohnheiten, bis Sie sich wieder neu daran gewöhnt haben.

Auf geht's...
...auch kleine Schritte bringen uns voran

ÜBERPRÜFEN SIE IHR WISSEN

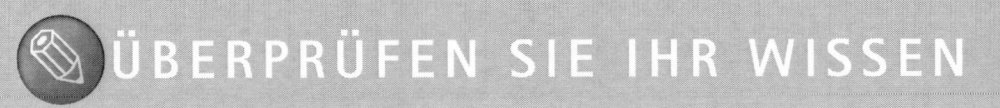

Bitte kreuzen Sie die richtigen Antworten an – dabei kann es auf jede Frage eine oder auch mehrere richtige Antworten geben.

1. Was sind die Behandlungsziele bei Bluthochdruck?
   - A Der Blutdruck soll normalisiert werden.
   - B Die Arterien sollen verengt werden.
   - C Die Organe sollen geschützt werden.
   - D Das Leben soll verlängert werden.
   - E Die Blutgefäße sollen geschont werden.

2. Welche Maßnahmen sind zur Blutdrucksenkung geeignet?
   - A Die Steigerung der körperlichen Bewegung.
   - B Die medikamentöse Behandlung mit „Blutdrucksenkern".
   - C Die Verminderung des Körpergewichts bei Übergewicht.
   - D Die Zufuhr von Alkohol zum Zweck der Entspannung.

3. Was können Sie selbst zur Blutdrucksenkung tun?
   - A Ich achte auf eine möglichst gesunde Lebensführung.
   - B Ich vermeide unnötige körperliche Anstrengungen.
   - C Ich ändere meinen Lebensstil so schnell und umfassend wie möglich.
   - D Ich fange mit kleinen Schritten an, meinen Lebensstil zu ändern.

4. Was zählt zu einer gesunden Lebensführung?
   - A Ich bevorzuge kalorienreiche Lebensmittel.
   - B Ich steigere meine körperliche Bewegung.
   - C Ich achte auf Normalgewicht und vermindere Übergewicht.
   - D Rauchen ist unschädlich und reduziert das Körpergewicht.
   - E Ich sorge für ausreichende Entspannung und weniger Stress.

5. Was können Sie von einer gesunden Lebensführung bei Bluthochdruck erwarten?
   - A Sie kann das Leben verlängern.
   - B Das Wohlbefinden wird damit verbessert.
   - C Übergewicht lässt sich damit verringern.
   - D Sie dient der Sicherung der eigenen Gesundheit.

Auflösung: 1 A + C + D + E | 2 A + B + C | 3 A + D | 4 B + C + E | 5 A + B + C + D.

Allgemeinmaßnahmen ▶ Leben – gesund und munter

Bewegung und Sport

Was hat Bewegung mit dem Blutdruck zu tun?

Was hat körperliche Bewegung mit dem Blutdruck zu tun? Die Antwort ist einfach, die Erklärung komplex: Regelmäßige körperliche Bewegung senkt den Blutdruck, umgekehrt ist Bewegungsmangel an der Entstehung des Bluthochdrucks beteiligt.

Bei einer längeren körperlichen Anstrengung benötigen die Muskeln vermehrt Energie und Sauerstoff. Dazu wird die Durchblutung gesteigert, indem sich die Blutgefäße weiten und das Herz schneller schlägt. Das vegetative Nervensystem (siehe Seite 8 und im „Glossar" ab Seite 119) ist dabei voll aktiviert. Gleichzeitig geht der Blutdruck natürlicher Weise hoch. Nach Beendigung einer längeren körperlichen Anstrengung sinkt der Blutdruck unter den Ausgangswert ab. Warum? Weil das Herz wieder langsamer schlägt, die Gefäße aber noch länger geweitet sind, um die Muskeln zur Erholung ausreichend mit Blut zu versorgen – der Gefäßwiderstand (siehe Seite 6) ist also erniedrigt, was die Blutdrucksenkung erklärt.

Bei regelmäßiger körperlicher Anstrengung werden alle diese Mechanismen gut trainiert: Die Muskeln funktionieren schließlich immer reibungsloser und lernen, die mit dem Blut angebotene Energie zunehmend rationeller zu verwerten. Als Folge davon sinkt ihr Blutbedarf. Trainierte Arterien regulieren ihre Weite immer sensibler und passen sie immer schneller und genauer dem jeweiligen Bedarf an, was die Durchblutung optimiert. Das vegetative Nervensystem, das selbst wieder sensibler auf den jeweiligen Bedarf reagiert und auch von der gesteigerten Sensibilität seiner Stellgrößen wie z.B. der Gefäßweite profitiert, wird „gelassener" und senkt seine Grundaktivität. Alles zusammen führt dazu, dass der Gefäßwiderstand insgesamt abnimmt, der Ruhepuls langsamer wird und der Blutdruck in Ruhe und unter Belastung sinkt.

Das ist aber noch nicht alles. Regelmäßige körperliche Anstrengung stimuliert auch den Stoffwechsel. So werden Fehlfunktionen im Zucker- und Fettstoffwechsel, die bei vielen Hypertonikern bereits bestehen, teilweise oder so-

Bringen Sie Schwung in Ihr Leben!

> Bewegungsmangel ist an der Entstehung von Bluthochdruck beteiligt. Umgekehrt sinkt der Blutdruck durch regelmäßige körperliche Bewegung.

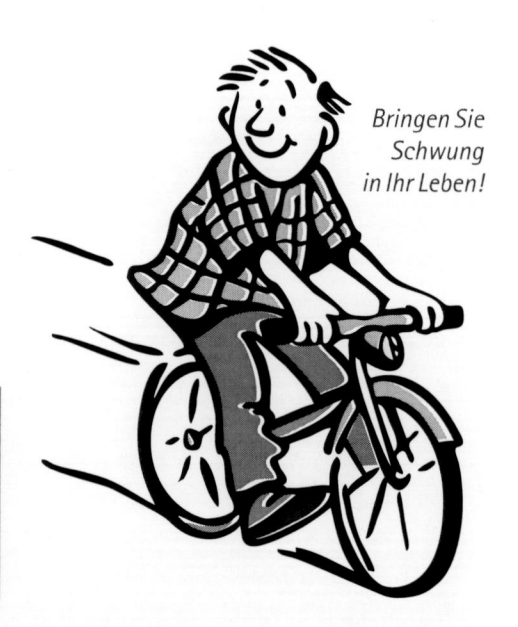

gar ganz korrigiert. Und im Falle von Übergewicht kommt es unter dem Training zur Gewichtsreduktion. Auch dies alles zusammen beeinflusst die Blutdruckregulation günstig, so dass ein erhöhter Blutdruck absinkt.

So bringen Sie Bewegung in Ihren Alltag

Um Ihrem Blutdruck und Ihrer Gesundheit etwas Gutes zu tun, müssen Sie gar keine Höchstleistungen vollbringen und noch nicht einmal zum Sportler werden. Verschiedene Untersuchungen haben nämlich ergeben, dass bereits geringe, aber regelmäßige körperliche Bewegung das Risiko für Herz-Kreislauf-Erkrankungen senkt. Eine überwiegend „sitzende Lebensweise" ist hingegen gefährlich.

Fangen Sie mit kleinen Schritten an; ändern Sie einzelne Gewohnheiten in Ihrem Leben. Diesen Ratschlag kennen Sie schon. Oftmals haben bereits kleine Veränderungen im üblichen Tagesablauf große Wirkungen. Bleiben Sie dran. Auch wenn Sie schon über 50 sind – es lohnt sich.

Lassen Sie in diesem Sinne doch einfach einmal Ihr Auto in der Garage stehen und fahren kürzere Strecken mit dem Rad oder gehen zu Fuß. Ihr Blutdruck wird es Ihnen danken. Es gibt zahlreiche Möglichkeiten, sich im Alltag mehr zu bewegen. Probieren Sie es aus und bedenken Sie dabei: Regelmäßige körperliche Bewegung im Alltag ist wichtig und ebenso effektiv wie Sport.

Regelmäßige körperliche Bewegung im Alltag ist wichtig und ebenso effektiv wie Sport:

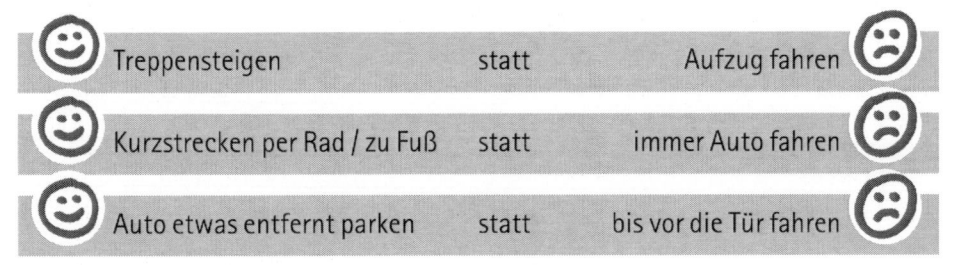

☺ Treppensteigen	statt	Aufzug fahren ☹
☺ Kurzstrecken per Rad / zu Fuß	statt	immer Auto fahren ☹
☺ Auto etwas entfernt parken	statt	bis vor die Tür fahren ☹

Körperliche Bewegung senkt nicht nur den Blutdruck

Durch regelmäßige körperliche Bewegung kann der Blutdruck deutlich gesenkt werden. Besonders günstig dazu ist ein leichtes Ausdauertraining zwei- bis dreimal wöchentlich für jeweils 30 bis 45 Minuten.

Die dadurch erzielte Blutdrucksenkung entspricht etwa der Wirkung eines Medikaments. Zusätzlich wird die Wirkung mancher Medikamente durch regelmäßige Bewegung auch noch gesteigert. Alles zusammen kann im günstigen Fall dazu führen, dass ein „Blutdrucksenker" eingespart oder dessen Dosierung verringert werden kann – aber Vorsicht: Die Medikation sollte niemals ohne Rücksprache mit dem Arzt geändert oder abgesetzt werden, da es sonst zu gefährlichen Situationen kommen kann, zum Beispiel zu einem krisenhaften Blutdruckanstieg, der im schlimmsten Fall einen Schlaganfall oder Herzinfarkt auslöst.

Das regelmäßig betriebene Ausdauertraining bewirkt...
- eine Senkung des Blutdrucks in Ruhe um 5-10 mmHg
- eine Senkung des Blutdrucks bei Belastung um 10-20 mmHg
- eine Senkung des Pulses bei Belastung um 20 Prozent

Regelmäßige Bewegung senkt aber nicht nur den Blutdruck; sie wirkt sich auf viele Körperfunktionen positiv aus. Insbesondere hilft sie bei Übergewicht, überflüssige Pfunde abzuwerfen. Die Gewichtsreduktion wirkt umgekehrt wieder günstig auf den Blutdruck. Gesteigerte körperliche Bewegung im Sinne des Ausdauersports wirkt sich positiv aus...
- und senkt Ihren Blutdruck
- vermindert Ihr Gewicht
- trainiert Ihr Herz und Ihren Kreislauf und optimiert deren Funktion
- verbessert Ihren Fettstoffwechsel und Cholesterinspiegel, indem eingelagerte Fette und Kalorien verbrannt werden
- regt Ihren Zuckerstoffwechsel an und beugt so der Zuckerkrankheit (Diabetes) vor
- stoppt Ihre Gefäßverkalkung (Arteriosklerose) oder kehrt sie sogar um
- fördert Ihre Stressbewältigung und den Stressabbau, indem Ihr Nervensystem von Stress auf Erholung umstellt
- verbessert die Durchblutung Ihres Gehirns
- führt zur gesundheitlichen Verbesserung des gesamten Organismus
- steigert Ihr Wohlbefinden
- verbessert Ihre Lebenserwartung

Allein durch körperliche Bewegung abnehmen zu wollen, ohne die Ernährung vernünftig umzustellen, ist jedoch schwierig. Denn dazu müssten Sie sehr viel Sport treiben! Ein Beispiel: Um eine Tafel Schokolade durch Bewegung „abzuarbeiten" müssten Sie etwa eine Stunde zügig Fahrrad fahren.

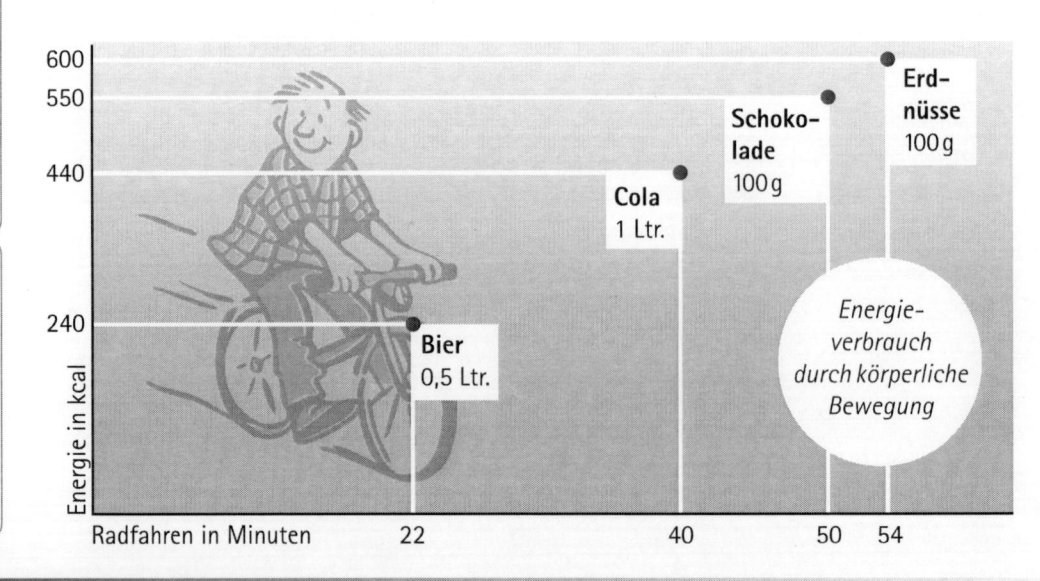

Energieverbrauch durch körperliche Bewegung

Radfahren in Minuten	22	40	50	54
	Bier 0,5 Ltr.	Cola 1 Ltr.	Schokolade 100 g	Erdnüsse 100 g
Energie in kcal	240	440	550	600

Durch regelmäßige körperliche Bewegung kann der Blutdruck deutlich gesenkt werden. Im günstigsten Fall sparen Sie sogar blutdrucksenkende Medikamente ein. In jedem Fall aber wird Ihr Risiko für Herz-Kreislauf-Krankheiten vermindert.

Sport für Hypertoniker

Wenn Sie sich über die Bewegung im Alltag hinaus sportlich betätigen wollen, ist das grundsätzlich zu begrüßen. Doch bevor Sie damit beginnen, sollten Sie folgendes beachten:

- Unter körperlicher Belastung steigt der Blutdruck an. Beim Hypertoniker ist dieser Anstieg höher als bei Menschen mit normalem Blutdruck. Deshalb muss Ihr Blutdruck gut eingestellt sein, bevor Sie mit dem Sport beginnen.
- Vor Aufnahme des Trainings sollte eine gründliche Untersuchung durch Ihren Arzt erfolgen. Dabei wird der Blutdruck unter Belastung gemessen. Die Ergebnisse dieser Messung erlauben eine Einschätzung der Blutdruckanstiege, die Sie beim Sport erwarten können. Die Intensität des Trainings sollte darauf abgestimmt werden.
- Ergibt die Untersuchung extreme Blutdruckanstiege bei körperlicher Belastung oder sind die Blutdruckwerte bereits in Ruhe erhöht, ist die Einleitung einer darauf abgestimmten medikamentösen Behandlung vor Beginn des Trainings erforderlich.
- Grundsätzlich ist eine langsame Steigerung der Trainingsintensität empfehlenswert.

Wenn Sie das alles beherzigen wird Ihnen das regelmäßige körperliche Training, insbesondere der Ausdauersport, nützen. Es verbessert Ihre Herzleistung und führt zu einer Umstellung des Kreislaufs mit Gefäßerweiterung. Somit wird Ihr Blutdruck unter Belastung allmählich deutlich weniger ansteigen als zu Beginn des Trainings. Und auch Ihr Blutdruck in Ruhe wird dadurch absinken. Durch den Wasser- und Kochsalzverlust beim Schwitzen und die Gewichtsabnahme wird der blutdrucksenkende Effekt des Trainings noch verstärkt.

Das regelmäßige Training bewirkt auch einen Anstieg des HDL-Cholesterins im Blut, das der Arteriosklerose entgegenwirkt. Außerdem wird die Verwertung der Zuckerstoffe (Kohlenhydrate) optimiert, was der Zuckerkrankheit (Diabetes) vorbeugt oder ihre Einstellung verbessert.

Ihr Blutdruck muss gut eingestellt sein, bevor Sie mit Sport beginnen. Klären Sie das mit Ihrem behandelnden Arzt ab; sprechen Sie ihn dazu an.

Wählen Sie eine geeignete Sportart

Nicht jede Sportart ist für Menschen mit Bluthochdruck gleichermaßen geeignet. Zu bevorzugen sind Sportarten, deren Intensität gut steuerbar ist; dadurch werden Blutdruckspitzen vermieden. Geeignet sind Sportarten mit überwiegend dynamischer Belastung, so genannte Ausdauer-Sportarten, die mit einer gleichmäßigen, geringen Intensität ausgeübt werden, z.B. Radfahren, Wandern, Laufen oder Tanzen.

Dagegen sind solche Sportarten ungeeignet, die extreme Anspannungen mit starker Kraftentwicklung erforderlich machen. Dazu zählen z.B. Kraftsportarten wie Gewichtheben, Liegestütze oder Klimmzüge. Sie verursachen durch Luftanhalten und Bauchpresse besonders hohe Blutdruckanstiege. Wettkampfsportarten sollte man nur zurückhaltend und spielerisch locker im Training ausüben.

Wollen Sie beim Training Pfunde abwerfen und so Ihr Körpergewicht vermindern, dann verspricht die Kombination aus Ausdauersport und Gymnastik den besten Erfolg. Ausdauersport stärkt in erster Linie Ihr Herz-Kreislauf-System und senkt Ihren Blutdruck, wohingegen Gymnastik den Aufbau Ihrer Muskulatur fördert und somit Ihren Energieverbrauch erhöht. Bei starkem Übergewicht sind Wassersportarten

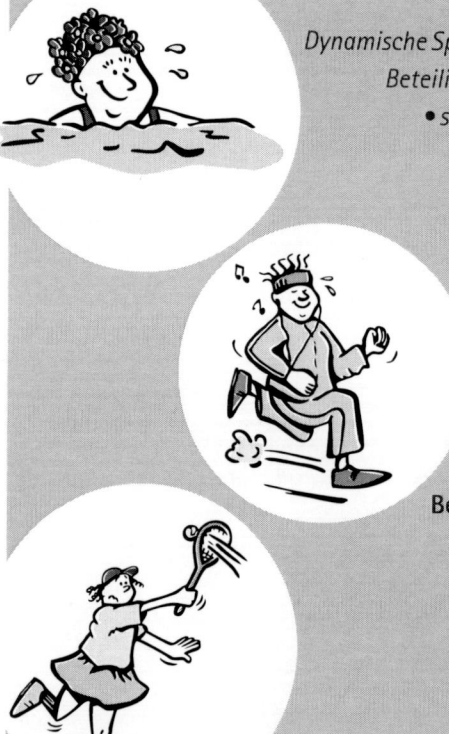

Geeignete Sportarten für Hypertoniker

Dynamische Sportarten mit gleichmäßiger Intensität und unter Beteiligung großer Muskelgruppen sind zu bevorzugen:
- *schnelles Gehen, Laufen, Jogging, Nordic Walking*
- *Radfahren oder Fahrradheimtrainer zu Hause*
- *Schwimmen*
- *Wanderrudern, Paddeln*
- *Golf, Wandern*
- *Tanzen*
- *Tai Chi, Qi Gong*
- *Inline-Skaten, Ski-Langlauf*
- *leichte Gymnastik*
- *Reiten*

Bedingt geeignete Sportarten für Hypertoniker

Für gut eingestellte und junge Hypertoniker nach Rücksprache mit dem Arzt:
- *Tennis, Tischtennis, Squash*
- *Fußball, Handball, Basketball, Badminton*
- *Tourenskifahren, Bergsteigen, Skilaufen*
- *Surfen*

(Schwimmen, bedingt auch Wasserball) gut geeignet, bei denen das Körpergewicht durch den Auftrieb im Wasser weitgehend getragen wird.

Für die Wahl einer geeigneten Sportart sind folgende Regeln zu beachten:

- Um Blutdruckspitzen zu vermeiden, wählen Sie eine Sportart, bei der Sie die Intensität selbst gut steuern können.
- Wählen Sie Sportarten mit überwiegend dynamischer Belastung. Das sind Ausdauer-Sportarten, bei der die Muskelkraft in Bewegung umgesetzt wird. Hierzu zählen z.B. Radfahren, Wandern, Laufen oder Tanzen.
- Vermeiden Sie Sportarten mit statischer Belastung, die ohne Bewegung viel Kraft erzeugen wie Gewichtheben, Liegestütze oder Klimmzüge. Aber auch Squash hat durch das abrupte Stoppen hohe statische Belastungen.
- Vermeiden Sie den so genannten Pressdruck – das ist das Luftanhalten mit Bauchpresse durch Anspannen der Bauchmuskeln. Dabei kommt es zu besonders hohen Blutdruckanstiegen.
- Bevorzugen Sie ein Ausdauertraining und meiden Sportarten mit kurzzeitigem Krafteinsatz.

Ungeeignete Sportarten für Hypertoniker

Erfordern starke Kraftanstrengung und Luftanhalten mit Bauchpresse und führen so zu Blutdruckspitzen:

- *Hantelübungen (Bodybuilding)*
- *Gewichtstoßen oder -stemmen / Stoßen von Medizinbällen*
- *Expanderübungen*
- *Tauchen*
- *Klettern am Berg*
- *Kegeln, Bogenschießen*
- *Wildwasserkajak, Eishockey*

Manche gymnastische Übungen sind ebenso ungünstig:

- *Kniebeugen*
- *Liegestütze*
- *Manche Übungen zur Stärkung der Bauch- u. Rückenmuskulatur*

Folgende Übungen auf Trimmpfaden sollten Sie meiden:

- *Seilklettern*
- *Klimmzüge*
- *Bankspringen*

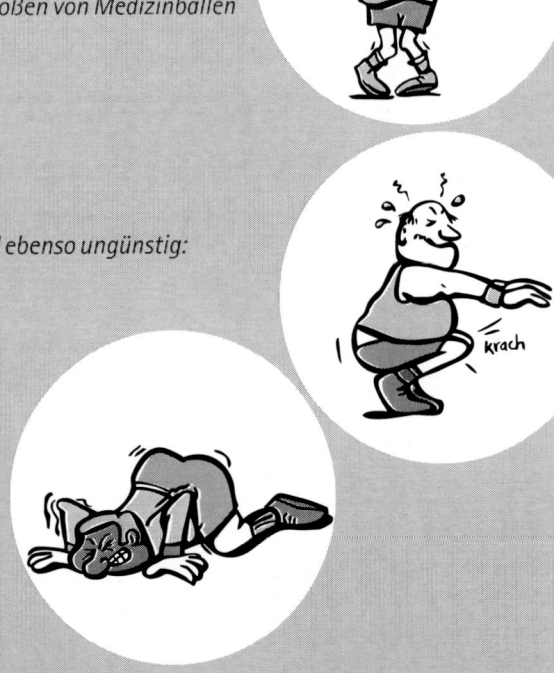

> *Ausdauersport kombiniert mit Gymnastik verspricht die besten Erfolge. Es senkt den Blutdruck, steigert die Wirkung der „Blutdrucksenker" und hilft bei Übergewicht, überflüssige Pfunde abzuwerfen. Sie sollten die Leistung langsam steigern und beim Training nicht „außer Atem" kommen!*

Ihr mögliches Trainingsprogramm

- **Aufwärmphase:** Jedes Ausdauertraining sollte mit einer Aufwärmphase von rund 10 Minuten eingeleitet werden. Sie ist dazu da, den Körper mit Lockerungsübungen, Atemübungen und Gymnastik auf das Training vorzubereiten.
- **Belastungsphase:** Das eigentliche Ausdauertraining (Radfahren usw.) startet immer erst nach dem Aufwärmen. Es ist die so genannte Belastungsphase von circa 15 bis 30 Minuten. Wenn Sie schon längere Zeit keinen Sport mehr getrieben haben, sollten Sie Ihren Körper nicht gleich überfordern, sondern langsam mit kleinen Trainingseinheiten beginnen und die Leistung allmählich steigern. Ihre Atmung kann Ihnen dabei als Richtschnur dienen – folgen Sie dazu dem Motto: „Laufen ohne zu Schnaufen".
- **Belastung:** Streben Sie beim Training eine Pulsfrequenz von 180 minus Lebensalter an, besser noch etwas weniger (minus 15 Prozent). Einen Puls von 220 minus Lebensalter sollten Sie in keinem Fall überschreiten. Bei Einnahme von pulssenkenden Medikamenten (z.B. Betablocker – siehe Seite 95) muss der Puls beim Training um etwa 15 bis 20 Prozent niedriger sein.
- **Ausklingphase:** Jedes Training sollte man mit Atemübungen und Ausschütteln der Arme und Beine langsam ausklingen lassen.
- **Saunaanwendungen:** Nach dem Sport sind Saunagänge zur Entspannung sehr beliebt. Grundsätzlich ist dagegen auch nichts einzuwenden, da beim Saunieren die Blutgefäße erweitert werden und somit der Blutdruck sinkt. Kälteanwendungen (Tauchbecken) nach dem Saunagang sind für Hypertoniker aber nicht erlaubt, da es dabei zu besonders großen Anstiegen des Blutdrucks kommen kann. Kühlen Sie sich langsam ab, z.B. unter der lauwarmen Dusche oder im Freien.

Trainingsprogramm am Beispiel Fahrradfahren:

1. Woche:	10 Minuten	4. Woche:	20 Minuten
2. Woche:	15 Minuten	5. Woche:	25 Minuten
3. Woche:	20 Minuten	ab 6. Woche:	30 Minuten

Anfangs 3 x pro Woche trainieren, die Leistung langsam steigern!

Richtwerte, falls Sie mit Pulsfrequenzmesser trainieren:

Im Alter von 55 Jahren: Puls 180 – 55 = 125; noch besser: zwischen 115-125
Im Alter von 65 Jahren: Puls 180 – 65 = 115; noch besser: zwischen 105-115

ÜBERPRÜFEN SIE IHR WISSEN

Bitte kreuzen Sie die richtigen Antworten an – dabei kann es auf jede Frage eine oder auch mehrere richtige Antworten geben.

1. Was hat Bewegung mit dem Blutdruck zu tun?
   - A Regelmäßige körperliche Bewegung senkt den Blutdruck.
   - B Bewegungsmangel ist an der Entstehung des Bluthochdrucks beteiligt.
   - C Regelmäßige körperliche Anstrengung trainiert die natürliche Blutdruckregulation.
   - D Regelmäßige körperliche Anstrengung überfordert die Blutdruckregulation.

2. Was kann ein regelmäßig betriebenes Ausdauertraining bewirken?
   - A Regelmäßige körperliche Bewegung senkt den Blutdruck.
   - B Es kann die Wirkung der „Blutdrucksenker" verringern.
   - C Es kann helfen, blutdrucksenkende Medikamente einzusparen.
   - D Es kann die Wirkung der „Blutdrucksenker" steigern.

3. Was sind geeignete Bewegungs- bzw. Sportarten bei Bluthochdruck?
   - A Ausdauersport mit dynamischer Bewegung.
   - B Sportarten mit möglichst hoher Kraftanstrengung.
   - C Sportarten mit geringer und gleichmäßiger Belastung.
   - D Bewegungsarten, deren Intensität man selbst bestimmen kann.

4. Wie lautet das Motto für ein gesundes körperliches Ausdauertraining?
   - A „Laufen bis zum Schnaufen"
   - B „Laufen und dann Verschnaufen"
   - C „Verschnaufen ist besser als Laufen"
   - D „Laufen ohne zu Schnaufen"

5. Was können Sie von einem gesunden Ausdauertraining erwarten?
   - A Es senkt den Blutdruck in Ruhe und unter Belastung.
   - B Es stimuliert den Stoffwechsel günstig.
   - C Es erhöht den Energieverbrauch und kann so zur Gewichtsabnahme beitragen.
   - D Es erhöht den Stress und belastet die Organe ungünstig.
   - E Es kann die Lebenserwartung erhöhen.

Auflösung: 1A + B + C | 2A + C + D | 3A + C + D | 4D | 5A + B + C + E.

Übergewicht und Ernährung

Was hat Übergewicht mit Bluthochdruck zu tun?

Nicht nur Bewegungsmangel, sondern auch die „überschüssigen Pfunde" erhöhen Ihr Risiko für Bluthochdruck. Dabei besteht zwischen der Blutdruckhöhe und dem Körpergewicht ein klarer Zusammenhang: Je mehr „überschüssige Pfunde" angesammelt werden, umso höher steigt das Risiko für Bluthochdruck. Übergewichtige Menschen entwickeln also eher einen hohen Blutdruck als Normalgewichtige. Tatsächlich sind auch mehr als die Hälfte aller Hypertoniker übergewichtig.

So wie Übergewicht den Blutdruck ansteigen lässt, so können Übergewichtige allein durch Gewichtsabnahme ihren Blutdruck senken. Der Abbau „überschüssiger Pfunde" ist für Übergewichtige sogar die wichtigste Allgemeinmaßnahme zur Behandlung von Bluthochdruck.

Eine Gewichtsreduktion um 1 kg führt beim übergewichtigen Hypertoniker zu einer Blutdrucksenkung von 2 mmHg systolisch und 1 mmHg diastolisch, unabhängig vom Alter. Was bedeutet das für Sie: Bei einer Gewichtsreduktion von z.B. 5 kg sinkt Ihr Blutdruck um 10 mmHg systolisch und um 5 mmHg diastolisch. Dies entspricht bereits der blutdrucksenkenden Wirkung eines Medikamentes – Sie sparen also eine Tablette!

Wenn Sie Ihr Gewicht reduzieren hat dies darüber hinaus auch günstige Effekte auf Ihre Blutzucker- und Cholesterinwerte, auf Ihre Lebensqualität und auf Ihre Lebenserwartung.

Abnehmen senkt den Blutdruck – so sind Sie „oben auf".

Sie sind übergewichtig? Dann denken Sie daran, Ihren Oberarmumfang regelmäßig zu kontrollieren. Beträgt Ihr Oberarmumfang zwischen 33 und 41 cm, dann benötigen Sie zum Blutdruckmessen eine größere Manschette mit einem aufblasbaren Gummiteil, der 15 cm breit und 30 cm lang sein muss. Ist Ihr Oberarmumfang über 41 cm, so muss die Manschette sogar 18 x 36 cm messen. Die Wahl der richtigen Manschettengröße ist auf Seite 37 beschrieben.

Sie sind übergewichtig? Schon das Abnehmen von nur wenigen Kilogramm führt zu einer deutlichen Verbesserung der Blutdruckwerte!

Was ist Normalgewicht und wann spricht man von Übergewicht?

Unter Normalgewicht versteht man dasjenige Gewicht, das Ihrer Gesundheit am zuträglichsten ist. Wiegen Sie deutlich mehr, spricht man von Übergewicht. Es gibt mehrere Möglichkeiten, das Normalgewicht zu berechnen.

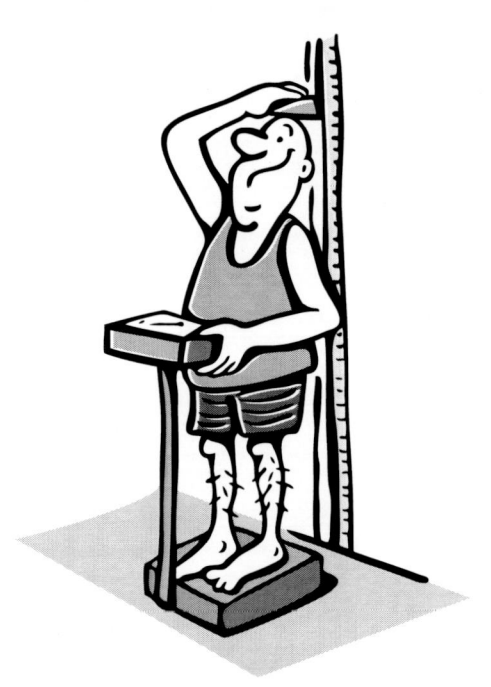

- **Broca-Formel:** Eine grobe Einschätzung des Normalgewichts erlaubt die so genannte Broca-Formel. Danach ist das Normalgewicht einer Person, bestimmt in Kilogramm (kg), definiert durch die Körpergröße in Zentimetern (cm) minus 100.

> **Broca-Formel: Körpergröße (in cm) − 100 = Normalgewicht (in kg)**
> *Ein Beispiel: 175 cm − 100 = 75 kg*
> *Ergebnis: Das Normalgewicht bei einer Körpergröße von 175 cm beträgt 75 kg.*

- **Körpermassenindex (Body-Mass-Index − BMI):** Für größere Menschen (ab ca. 170 cm) ist die Berechnung des Normalgewichts nach dem Körpermassenindex genauer und deshalb empfehlenswert. Im Übrigen ist das Normalgewicht nicht nur durch einen einzigen Wert definiert, sondern durch eine Gewichtsspanne; auch dem wird die Bestimmung des Normalgewichts nach dem Körpermassenindex besser gerecht. Definiert ist der Körpermassenindex als das Körpergewicht in Kilogramm (kg) geteilt durch das Quadrat der Körpergröße in Meter (m), also kg/m^2. Entsprechend dem Körpermassenindex wird das Gewicht einer Person klassifiziert.

> **Körpermassenindex bzw. BMI-Formel:**
> **Gewicht (in kg) : (Körpergröße in m)^2 = BMI (kg/m^2)**
> *Beispiel: 88 kg : (1,70 m)^2 = 30,4 kg/m^2*
> *Rechenschritt 1:   1,70 m × 1,70 m = 2,89 m^2*
> *Rechenschritt 2:   88 kg : 2,89 m^2 = 30,4 kg/m^2*
> *Ergebnis: Eine Person von der Körpergröße 170 cm und einem Körpergewicht von 88 kg hat einen Körpermassenindex (BMI) von 30,4 kg/m^2. Der BMI von 30,4 kg/m^2 zeigt an (siehe die folgende Tabelle), dass diese Person übergewichtig, ja sogar fettleibig ist.*

Klassifizierung nach...	Körpermassenindex BMI (kg/m²)	Broca-Formel NG=Normalgewicht
Normalgewicht	18,5–25 kg/m²	NG ± 10 %
Übergewicht	25–30 kg/m²	NG + 10–25 %
Adipositas (Fettleibigkeit)	über 30 kg/m²	NG + 25 % und mehr

Nicht nur das Körpergewicht in Relation zur Körpergröße ist zur Kalkulation des Herz-Kreislauf-Risikos bedeutend, sondern auch die Körperzusammensetzung, insbesondere die Verteilung von Fett, Muskulatur und Wasser. Dabei unterscheidet man einen „Apfel-" von einem „Birnen-Typ". Frauen entsprechen von Natur aus eher dem „Birnen-Typ" mit Fettpolstern vor allem an Hüfte und Beinen; doch bei zunehmendem Übergewicht lagern sie Fett auch um Bauch und Taille ab. Männer mit Übergewicht sind meist dem „Apfel-Typ" ähnlich mit Fettdepots, die auf Bauch und Taille konzentriert sind.

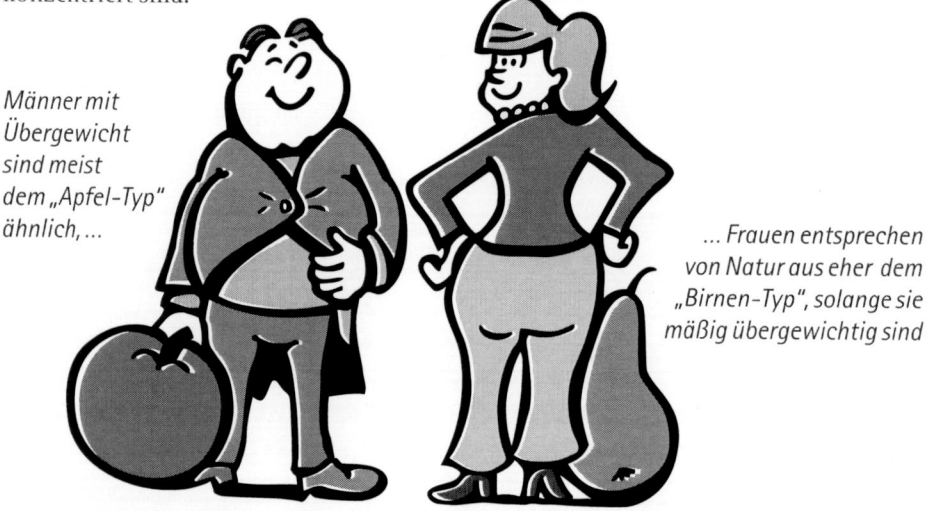

Männer mit Übergewicht sind meist dem „Apfel-Typ" ähnlich, ...

... Frauen entsprechen von Natur aus eher dem „Birnen-Typ", solange sie mäßig übergewichtig sind

Entscheidend sind die Fettpolster um Bauch und Taille (siehe rechte Seite) – sie treiben das Risiko für Herz-Kreislauf-Erkrankungen in die Höhe!

• **Taillenumfang:** Auch nach der Fettverteilung lässt sich das Herz-Kreislauf-Risiko grob einschätzen. Frauen mit einem Taillenumfang von mehr als 88 cm und Männer mit mehr als 102 cm haben ein besonders hohes Risiko für Herz-Kreislauf-Erkrankungen – unabhängig von der Körpergröße. Das Risiko steigt aber bereits an, wenn der Taillenumfang bei Frauen über 80 cm und bei Männern über 94 cm misst,

• **Taille-Hüft-Verhältnis:** Eine etwas genauere Risikoeinschätzung nach der Fettverteilung erlaubt die Bestimmung des Taille-Hüft-Verhältnisses. Das ist der Umfang der Taille geteilt durch den Umfang der Hüfte jeweils in Zentimeter (cm). Das Ergebnis sollte bei Frauen nicht größer als 0,85 sein und bei Männern nicht größer als 1,0.

Taille-Hüft-Verhältnis:
Taillenumfang (cm) : Hüftumfang (cm) = Taille-Hüft-Verhältnis
Beispiel: Herr Müllers Taillenumfang beträgt 100 cm, sein Hüftumfang 85 cm
Rechenschritt: 100 cm : 85 cm = 100 : 85 = 1,2.
Ergebnis: Herr Müllers Taille-Hüft-Verhältnis beträgt 1,2 – damit ist es viel zu hoch (Apfeltyp) und zeigt ein hohes Risiko für Herz-Kreislauf-Erkrankungen an.

> *Das Fett, das sich um die Taille anlagert, ist keine träge Masse sondern viel aktiver als bisher angenommen. Es gilt als gesundheitlich besonders bedenklich.*

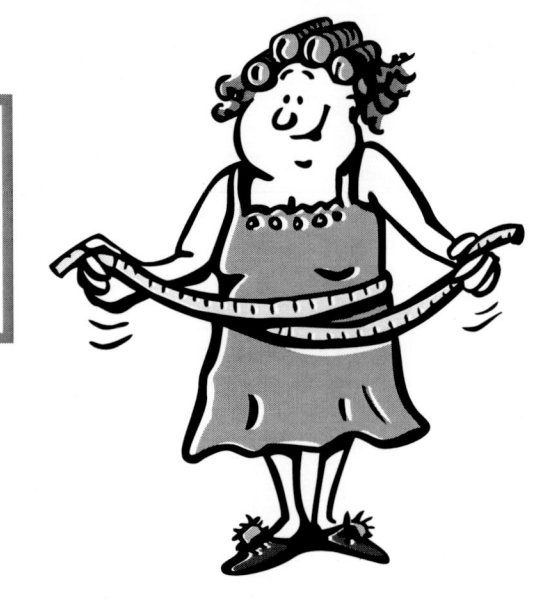

Das Bauchfett hat's in sich

Der Körperumfang – an der Taille gemessen – zeigt an, ob eine so genannte stammbetonte Fettsucht oder abdominelle Adipositas besteht. Die ist besonders schädlich. Denn an der Taille sitzt das Fett nicht bloß an der Körperoberfläche als sichtbare Polster. Darunter befindet sich noch viel mehr Fettgewebe, das in der Bauchhöhle rund um die inneren Organe abgelagert wurde; dies ist das so genannte viszerale Fettgewebe.

Das Bauchfettgewebe ist – wie zahlreiche neue wissenschaftliche Befunde belegen – keine träge Masse, die wir bloß als Ballast rumschleppen, sondern viel aktiver als bisher angenommen. Es produziert verschiedene Botenstoffe und Hormone, welche unmittelbar die Entstehung der Arteriosklerose begünstigen und ihr Fortschreiten beschleunigen. Das Bauchfett tritt zudem in eine ungünstige Wechselwirkung mit dem Zuckerstoffwechsel und fördert darüber die Entwicklung eines Diabetes. Zudem beeinflusst es die Regulation des Blutdrucks und treibt ihn zum Bluthochdruck. Über alle diese Mechanismen steigt das Herz-Kreislauf-Risiko exzessiv an.

Beachten Sie dazu auch das Kapitel „Das Metabolische Syndrom – Fluch unseres Wohlstands" ab Seite 72.

> Das Bauchfettgewebe schafft ein Milieu, in dem Diabetes und Hypertonie gut gedeihen. Auch produziert es Botenstoffe und Hormone, die geradezu verheerende Wirkungen entfalten, indem sie die Arteriosklerose direkt anfachen und fördern, so dass lebensbedrohliche Herz-Kreislauf-Krankheiten entstehen.

Übergewicht – Schuld oder Schicksal?

Heute weiß man, dass bei der Entstehung von Übergewicht sowohl die Veranlagung, als auch eine ungünstige Lebensweise eine Rolle spielen. Die Kombination gibt den Ausschlag.

Menschen mit vererbter Veranlagung zu Übergewicht, also wenn beispielsweise schon die Eltern oder Großeltern übergewichtig waren, werden bei einer ungünstigen Lebensweise mit wenig Bewegung aber zu üppiger Ernährung ebenfalls Übergewicht entwickeln. Selbst Menschen ohne diese Veranlagung können bei einer äußerst ungünstigen Lebensweise übergewichtig werden.

Da wir unsere Veranlagung aber nicht beeinflussen können, bleibt uns nur die Möglichkeit, eine für unsere Gesundheit förderliche Lebensweise zu praktizieren, zu der jeder seine jeweilige Veranlagung berücksichtigt.

Das bedeutet: Ausreichend körperliche Bewegung (siehe ab Seite 52) und eine gesunde, schmackhafte Ernährung.

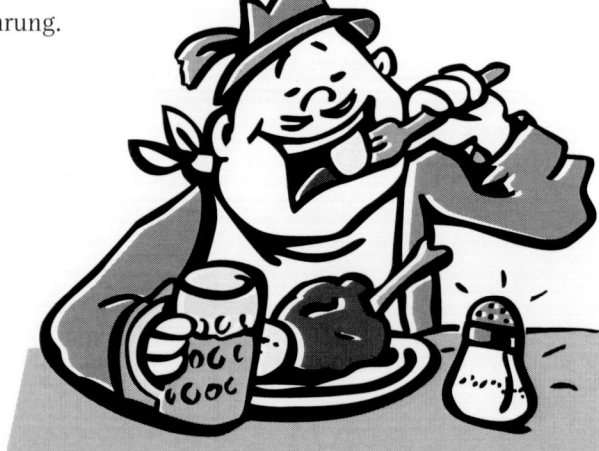

Ursache und Wirkung

> Dicksein macht krankt. Dabei sollten wir uns nicht täuschen lassen: Wenn der Taillenumfang vergrößert ist, haben sich im Bauchraum bereits große Mengen Fett angesammelt, die wir gar nicht sehen.

Die Energie-Bilanz

Und wie werden Sie überschüssige Pfunde los? Das Rezept dazu ist theoretisch ganz einfach: Weniger Kalorien aufnehmen, mehr Kalorien verbrauchen. Denn Übergewicht kann nur entstehen, wenn man mehr Nahrung und damit mehr Kalorien und Energie zu sich nimmt, als man verbraucht. Die „Energie-Bilanz" gerät dadurch aus dem Gleichgewicht. Überschüssige Energie wird dann im Körper als Fett gespeichert – man nimmt zu und wird dick.

Um das Körpergewicht zu stabilisieren, muss die Energieaufnahme (Essen) dem Energieverbrauch (körperliche Bewegung) entsprechen.

Um Gewicht abzunehmen, muss der Energieverbrauch sogar höher sein als die Energieaufnahme, so dass der Körper immer wieder auf die gespeicherten Energiereserven (Fett) zurückgreifen muss. Daraus folgt: Wer abnehmen will muss weniger und kalorienreduziert essen, sich aber mehr körperlich betätigen.

Dazu ist es nützlich, den Energiegehalt der Lebensmittel zu kennen. Er ist sehr unterschiedlich. Manche Lebensmittel haben einen besonders hohen Energiegehalt – sie sollte man zum Abnehmen so weit wie möglich meiden.

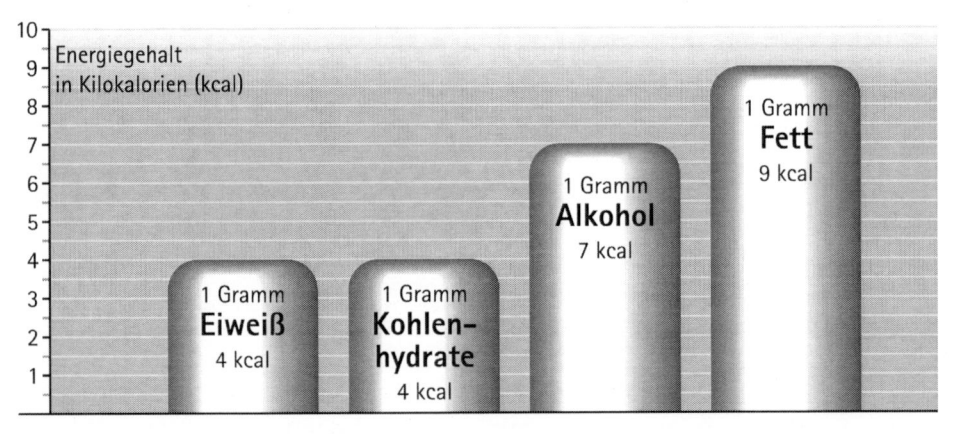

Die Natur bietet verschiedene Energielieferanten: Die gleiche Menge Fett liefert fast doppelt soviel Energie wie Kohlenhydrate. Auch Alkohol enthält sehr viele Kalorien.

Gesunde Mischkost – was ist das?

Stellen Sie Ihre Mahlzeiten zu einer gesunden Mischkost zusammen. Achten Sie dabei auf eine möglichst große Vielfalt der Lebensmittel und ihre richtigen Anteile für eine gesunde und ausgewogene Ernährung. Gemüse, Salate, Getreideprodukte und Obst sollten dabei den größeren Anteil ausmachen, Fleisch, Wurst, Eier und alle anderen, an Fett reichen Lebensmittel den deutlich kleineren. Dabei sind pflanzliche Fette den tierischen Fetten vorzuziehen. Die Umstellung auf Mischkost hilft oft schon beim Abnehmen, da sie im Vergleich zur weit verbreiteten üppigen Hausmannskost bereits kalorienreduziert ist.

> *Stellen Sie Ihre Mahlzeiten zu einer gesunden Mischkost zusammen. Begrenzen Sie den Fettanteil in Ihrer Nahrung und achten dazu auch auf versteckte Fette z.B. in Wurst, Käse, Gebäck, Nüssen oder Schokolade.*

Zur Gewichtsreduktion besonders hilfreiche Nahrungsmittel:
Dazu gehören alle frischen Gemüsesorten und Salate. Sie enthalten sehr viel Wasser und Ballaststoffe und fast keine Kalorien – so füllen sie den Magen, ohne dick zu machen, fördern die Verdauung und schützen auch vor Krebserkrankungen. Außerdem verlangsamen sie im Darm die Aufnahme von Zuckerstoffen (Kohlenhydraten), was der Ausbildung oder Verschlechterung einer Zuckerkrankheit (Diabetes) vorbeugt. Sie können sich also mit diesen Nahrungsmitteln so richtig „satt essen", sofern sie nicht zu üppig mit Soßen zubereitet sind, da diese besonders reich an Kalorien sind.

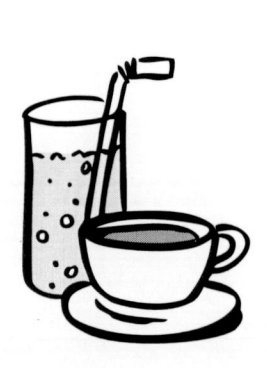

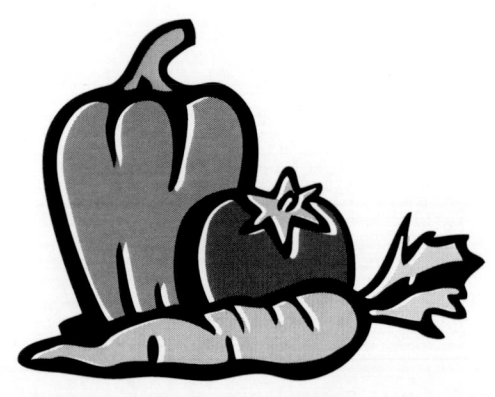

Auberginen	Fenchel	Rosenkohl
Blumenkohl	Grüne Bohnen	Rote Beete
Broccoli	Grünkohl	Rotkohl
Champignons	Karotten	Spargel
Chicorée	Knollensellerie	Spinat
Chinakohl	Paprika	Tomaten
Eisbergsalat	Pfifferlinge	Weißkohl
Endiviensalat	Radieschen	
Feldsalat	Rettich	

Zur Gewichtsreduktion geeignete Nahrungsmittel:

Auch diese Nahrungsmittel sind zum Abnehmen geeignet, sollten aber nur „in normalen Portionen" gegessen werden. Sie enthalten nämlich Kohlenhydrate in Form von Stärke im Brot oder Fruchtzucker im Obst, außerdem Eiweiß und manche auch Fett. Insofern besitzen sie bereits einige Kalorien.

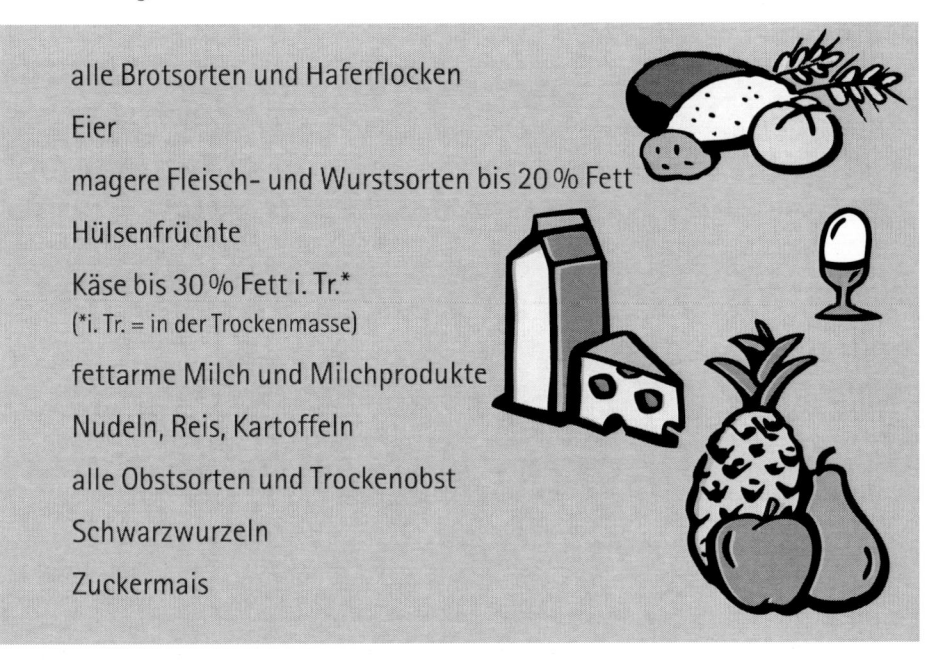

- alle Brotsorten und Haferflocken
- Eier
- magere Fleisch- und Wurstsorten bis 20 % Fett
- Hülsenfrüchte
- Käse bis 30 % Fett i. Tr.*
- (*i. Tr. = in der Trockenmasse)
- fettarme Milch und Milchprodukte
- Nudeln, Reis, Kartoffeln
- alle Obstsorten und Trockenobst
- Schwarzwurzeln
- Zuckermais

Zur Gewichtsreduktion ungeeignete Nahrungsmittel:

Für diese Nahrungsmittel gilt: Versuchen Sie möglichst wenig davon zu essen! Sie enthalten sehr viel Fett und Zucker. Dazu gehören auch alle alkoholischen Getränke. Denken Sie daran – Fett und Alkohol enthalten die meisten Kalorien!

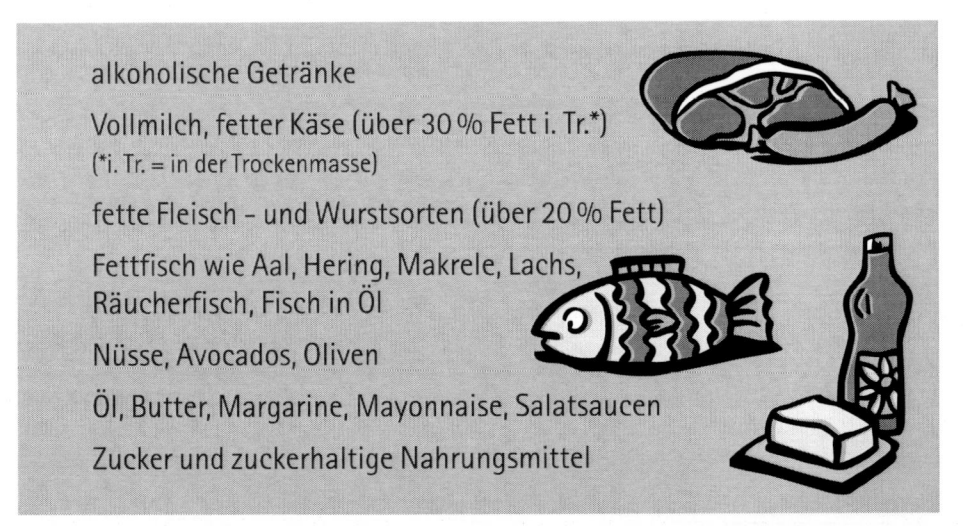

- alkoholische Getränke
- Vollmilch, fetter Käse (über 30 % Fett i. Tr.*)
- (*i. Tr. = in der Trockenmasse)
- fette Fleisch- und Wurstsorten (über 20 % Fett)
- Fettfisch wie Aal, Hering, Makrele, Lachs, Räucherfisch, Fisch in Öl
- Nüsse, Avocados, Oliven
- Öl, Butter, Margarine, Mayonnaise, Salatsaucen
- Zucker und zuckerhaltige Nahrungsmittel

Gewicht abnehmen – aber wie und wie viel?

Sind Sie übergewichtig? Überlegen Sie einmal, wie lange Sie schon zunehmen oder bereits übergewichtig sind. Vielleicht Jahre oder sogar Jahrzehnte. Dann lassen Sie sich auch Zeit zum Abnehmen! Wichtig ist, dass Sie zunächst Ihr Gewicht stabilisieren und anschließend verringern. Schon die Gewichtsstabilisierung ist ein erster Erfolg.

Fangen Sie mit kleinen Schritten an. Zum Abnehmen brauchen Sie keine Diät im herkömmlichen Sinn. Es geht auch nicht um starres Kalorienzählen und schon gar nicht um Essverbote. Wichtig und allein Erfolg versprechend ist eine schrittweise Veränderung Ihrer Essgewohnheiten – an diese müssen Sie sich neu gewöhnen und sie dann auch Ihr Leben lang beibehalten, ohne auf Genuss und Freude zu verzichten.

Die schrittweise aber dauerhafte Veränderung Ihrer Essgewohnheiten ist wichtiger als eine ehrgeizige Gewichtsabnahme, deren Ziel Sie nur kurzzeitig halten.

Schritt für Schritt zum Wunschgewicht

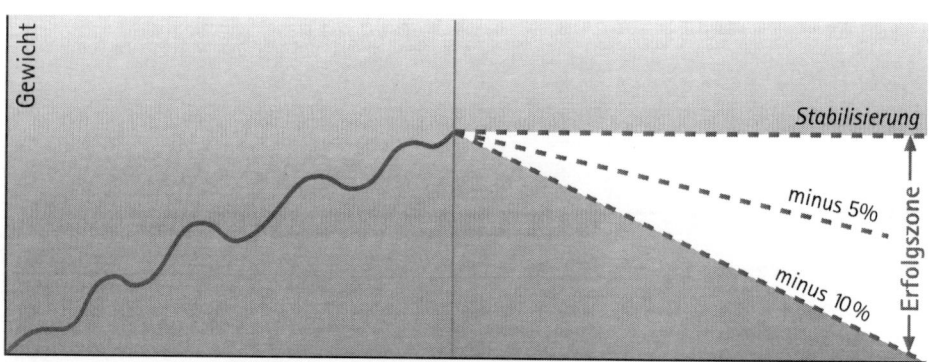

◁ Vergangenheit **Gegenwart** Zukunft ▷

Langfristig sollten Sie eine Gewichtsabnahme von etwa 5 bis 10 Prozent Ihres Ausgangsgewichtes anstreben. Doch bleiben Sie realistisch: Versuchen Sie Ihr Gewicht um 1 Kilogramm pro Monat zu reduzieren, am Anfang vielleicht etwas mehr. So erreichen Sie in 3 Monaten 3 Kilogramm, in einem halben Jahr ist das mit 6 Kilogramm schon eine gute Leistung. Seien Sie nicht enttäuscht, wenn Sie nicht ein Pfund pro Woche abnehmen; das wäre eine „supergroße" Leistung, mehr als ausreichend und wird nur selten erreicht – dazu müssten Sie täglich 500 kcal weniger aufnehmen (ca. 1 Tafel Schokolade) oder mehr verbrauchen (50 Minuten Fahrradfahren).

Nutzen Sie zum Abnehmen auch die Effekte von Ausdauertraining und Sport. Details dazu konnten Sie ab Seite 52 lesen.

> ☛ *Nehmen Sie sich nicht zuviel vor. Das Ziel lautet: Zuerst das Gewicht halten (stabilisieren) und dann Gewicht abnehmen. Fangen Sie gleich damit an!*

Diäten – Die bittere Wahrheit

Haben Sie auch schon die eine oder andere Diät hinter sich gebracht? Mit welchem Erfolg?

Am Beginn der Diät sind Sie hoch motiviert und verlieren tatsächlich einige Pfunde, doch leider ist das keineswegs alles nur Fett. Mit den ersten Pfunden verlieren Sie auch die Lust, sich noch länger der Diät-Tortur zu unterziehen, zumal die gewünschte Gewichtsabnahme immer langsamer geht und zunehmend anstrengender wird. Schließlich essen Sie wieder wie vor der Diät und in kürzester Zeit sind die mühsam abgehungerten Pfunde wieder da und meist noch ein paar mehr.

So oder ähnlich geht es den meisten „Diät-Geschädigten". Doch wieso kommt es zu diesem „Jojo-Effekt"?

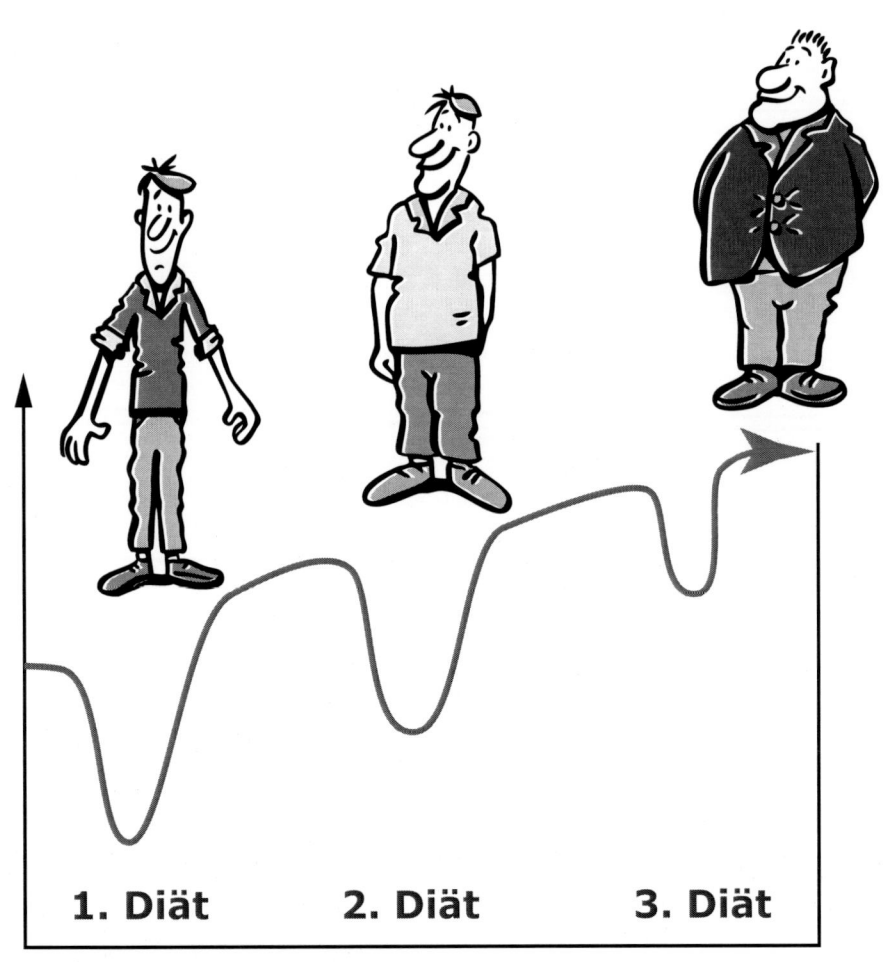

1. Diät   2. Diät   3. Diät

Ernährungsverhalten

Jedes mal, wenn Sie eine „Blitz-Diät" durchführen, meint Ihr Körper, er müsste eine Hungersnot überstehen. Er stellt deshalb alle Funktionen auf „Sparflamme" und versucht, das Essen optimal zu verwerten. Wenn Sie dann nach der Diät wieder wie vorher essen, hat sich Ihr Körper noch nicht wieder umgestellt. Er wird deshalb alles als Fett speichern, was er „zuviel" bekommt, um für schlechtere Zeiten vorzusorgen. So nehmen Sie in kürzester Zeit wieder zu. Das ist biologisch durchaus sinnvoll, wirkt sich jedoch in Anbetracht unseres Nahrungsüberflusses negativ aus.

> **Praktische Tipps, wie Sie langfristig abnehmen**
>
> - Nichts überstürzen! Ändern Sie schrittweise Ihre Essgewohnheiten und nehmen dabei Zug um Zug ab. „Wunderdiäten" helfen nicht und führen nur zum Jojo-Effekt (siehe oben).
>
> - Essen Sie viel frisches Gemüse und Salat, Kartoffeln und Vollkornprodukte. Das sättigt und schmeckt. Sparen Sie vor allem Fett ein.
>
> - Genießen Sie energiereiche Nahrungsmittel wie z.B. Fleisch, Fisch, Wurst oder Käse nur als Beilagen. Wählen Sie fettarme Alternativen.
>
> - Süßen Sie statt mit Zucker mit Süßstoff.
>
> - Reduzieren Sie Ihren Alkoholkonsum (siehe Seite 72).
>
> - Trinken Sie täglich ausreichende Mengen (ca. 2 Liter) kalorienarme oder kalorienfreie Getränke wie Mineralwasser, Tees, Saftschorlen.
>
> - Gönnen Sie sich ab und zu einen „Fehltritt", aber genießen Sie in Maßen und gleichen Sie innerhalb einer Woche aus.
>
> - Prüfen Sie Ihr Gewicht regelmäßig immer zur gleichen Zeit – aber nur ein Mal pro Woche.

ÜBERPRÜFEN SIE IHR WISSEN

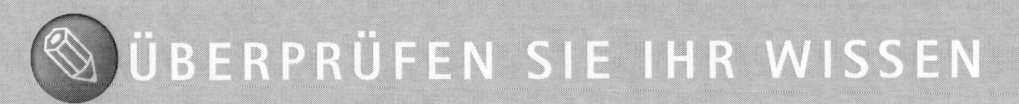

Bitte kreuzen Sie die richtigen Antworten an – dabei kann es auf jede Frage eine oder auch mehrere richtige Antworten geben.

1. Die gesunde Ernährung – welche Aussagen sind korrekt?
   - A Frisches Gemüse und Salate sind gesund und gut zur Gewichtsreduktion geeignet.
   - B Frisches Gemüse und Salate sind kalorienarm und machen deshalb nicht satt.
   - C Frisches Gemüse und Salate sind kalorienarm und machen trotzdem satt.
   - D Gesunde Mischkost enthält viele pflanzliche Bestandteile und wenig tierische Fette.

2. Kleine Ernährungskunde – welche Aussagen sind hierbei richtig?
   - A Ein Gramm Eiweiß hat viel mehr Kalorien als ein Gramm Alkohol.
   - B Die Energie einer Tafel Schokolade reicht für 50 Minuten Fahrradfahren.
   - C Man sollte immer etwas mehr essen als man verbraucht.
   - D Wer ständig mehr isst, als er verbraucht, wird rasch übergewichtig und fettleibig.

3. Die verschiedenen Formen des Übergewichts – welche Aussagen treffen zu?
   - A Die Verteilung des Körperfetts bestimmt mit über das Herz-Kreislauf-Risiko.
   - B Der so genannte „Birnen-Typ" hat ein höheres Risiko als der „Apfel-Typ".
   - C Die Taille beim Mann sollte nicht umfangreicher sein als die Hüfte.
   - D Das Fett, das sich um die Taille anlagert, gilt als gesundheitlich besonders bedenklich.

4. Übergewicht und Bluthochdruck – was ist hier korrekt?
   - A Rund jeder zweite Hypertoniker hat Übergewicht.
   - B Der Abbau von Übergewicht ist die wichtigste Allgemeinmaßnahme zur Behandlung des Bluthochdrucks.
   - C Die Verminderung des Übergewichts um 1 Kilogramm senkt den Blutdruck um 10 mmHg systolisch und 5 mmHg diastolisch.
   - D Die Verminderung des Übergewichts um 5 Kilogramm senkt den Blutdruck um 10 mmHg systolisch und 5 mmHg diastolisch

5. Was können Sie tun gegen Übergewicht?
   - A Übergewicht hängt von der Veranlagung ab – da kann man nichts machen.
   - B Übergewicht hängt von der Ernährung ab – die sollten Sie umstellen!
   - C Übergewicht lässt sich durch körperliches Training reduzieren.
   - D Erst das Gewicht stabilisieren und dann abnehmen – fangen Sie gleich damit an!

Auflösung: 1A + C + D | 2B + D | 3A + C + D | 4A + B + D | 5B + C + D.

Das Metabolische Syndrom

Fluch unseres Wohlstands

Als Folgen unseres reichlich guten Essens und unserer Bequemlichkeit, also der Vermeidung körperlicher Anstrengung, entsteht auf der Basis ererbter Faktoren bei manchen Menschen schneller, bei anderen langsamer ein dicker, fetter Bauch. Parallel dazu kommt es zu Störungen des Zucker- und Fettstoffwechsel, und fast alle Betroffenen entwickeln auch noch einen Bluthochdruck. Die Diagnose lautet dann: Metabolisches Syndrom. Häufig sind dann bereits Nieren, Herz und Arterien verändert und in ihren Funktionen beeinträchtigt, auch wenn das noch keine Beschwerden verursacht.

Die Prognose für die Betroffenen ist düster, wenn sie nichts dagegen tun:
- Wer noch einen normalen Blutdruck hat, wird mit großer Wahrscheinlichkeit bald zum Hypertoniker werden.
- Das Risiko, dass ein Diabetes (Zuckerkrankheit) entsteht, steigt bis zum 7-fachen an im Vergleich zu Personen, die kein Metabolisches Syndrom haben.
- Und das Risiko, Herz-Kreislauf-Krankheiten zu entwickeln, darunter zu leiden oder gar daran zu sterben, erreicht rasch Schwindel erregende Höhen.

> *Das Metabolische Syndrom ist der Fluch unseres Wohlstands, der viele von uns dazu verleitet, mehr Kalorien aufzunehmen als zu verbrauchen. Charakterisiert ist es durch einen dicken, fetten Bauch, Störungen des Stoffwechsels sowie Veränderungen von Nieren, Herz und Arterien und Beeinträchtigung ihrer Funktionen.*
>
> *Das Metabolische Syndrom verläuft über viele Jahre stumm und schmerzlos, führt aber schließlich zu Beschwerden, Krankheit und Tod – es sei denn, wir werden aktiv.*

Krankhaft aktive Fettpolster rund um die Taille

Ein Metabolisches Syndrom lässt sich bei etwa jedem dritten Erwachsenen im mittleren und höheren Lebensalter feststellen – Tendenz steigend.

Inzwischen ist Übergewicht auch bei Kindern, Jugendlichen und jungen Erwachsenen keine Seltenheit mehr. Unter diesen Betroffenen gibt es bereits erschreckend viele mit Zucker- und Fettstoffwechselstörungen – sie haben dann bereits ein Metabolisches Syndrom. Wegen der zunehmenden Verbreitung des Metabolischen Syndroms sprechen Experten bereits von der Epidemie des 21. Jahrhunderts.

Sie hätten nie etwas gespürt, beteuern viele Betroffene im Falle einer frühen Diagnose. Das ist glaubhaft, denn tatsächlich verläuft diese Entwicklung über viele Jahre stumm und schmerzlos. Aber heimlich kommt die Gefahr nun auch wieder nicht daher. Denn das zentrale Zeichen des Metabolischen Syndroms lässt sich leicht erkennen und sogar selbst messen: Es ist der bereits erwähnte fette Bauch – genauer: der vergrößerte Umfang der Taille (siehe dazu Seite 62).

Die Fettpolster rund um die Taille sind nicht nur das Zeichen, sondern zugleich eine der Ursachen für die Störungen des Zucker- und Fettstoffwechsels und ihre fatalen Folgen, die das Metabolische Syndrom ausmachen. Denn das Bauchfett ist aktiv, greift massiv in den Stoffwechsel ein und löst – wie wir heute wissen – selbst verschiedene krankhafte Veränderungen aus. Einzelheiten dazu wurden bereits auf Seite 63 im Kapitel „Das Bauchfett hat's in sich" erläutert.

Eine äußerst ungünstige Risiko-Konstellation

Das Metabolische Syndrom ist im strengen medizinischen Sinne keine eigenständige Krankheit. Es bezeichnet vielmehr eine äußerst ungünstige Risiko-Konstellation für unsere Herz-Kreislauf-Gesundheit.

Zur Wiederholung: Das Metabolische Syndrom besteht – wie eben erst beschrieben – aus einer Kombination von ...
 1. Übergewicht mit Fettpolstern vor allem um die Taille
 2. Störung des Zuckerstoffwechsels
 3. Störung des Fettstoffwechsels
 4. Bluthochdruck

Man nennt diese vier Faktoren des Metabolischen Syndroms wegen ihrer düsteren Prognose auch das „tödliche Quartett".

Zur Präzisierung: Entsprechend der Definition wird die Fettstoffwechselstörung unterteilt in eine Erhöhung der Triglyzeride und eine Erniedrigung des HDL-Cholesterins im Blut.

Triglyzeride
- Triglyzeride sind spezielle Fette, die bei überhöhter Konzentration im Blut zur Arteriosklerose beitragen.

HDL-Cholesterin
- Mit dem HDL-Cholesterin (HDL – High-Density-Lipoprotein) verhält es sich umgekehrt – es schützt die Arterien und sollte deshalb in ausreichend hoher Konzentration im Blut vorhanden sein.
HDL- darf nicht mit LDL-Cholesterin (LDL – Low-Density-Lipoprotein) verwechselt werden.

LDL-Cholesterin
- Eine zu hohe LDL-Konzentration schädigt die Arterien. LDL sollte deshalb in möglichst niedriger Konzentration im Blut vorkommen.

Streng genommen sind es demnach fünf Faktoren, die das Metabolische Syndrom ausmachen. Doch reichen bereits drei dieser Faktoren aus, um die Diagnose „Metabolisches Syndrom" zu stellen.

Die Diagnose des Metabolischen Syndrom

Es gibt verschiedene Definitionen für die Diagnose des Metabolischen Syndroms, die im Kern jedoch übereinstimmen. Eine praxistaugliche Definition wurde im Jahr 2005 formuliert, mit der Betroffene einfach und schnell identifiziert werden können, um sie so früh wie möglich geeigneten Maßnahmen zur Risikoverminderung zuzuführen.

Diese Definition nennt fünf Faktoren bzw. Bedingungen und sagt, wer drei von diesen fünf Bedingungen auf sich vereint, der hat ein Metabolisches Syndrom.

Wenn drei von fünf Bedingungen erfüllt sind, ist die Diagnose „Metabolisches Syndrom" gestellt

- Der **Tallienumfang** beträgt …
  - … bei Männern mehr als 102 cm
  - … bei Frauen mehr als 88 cm.

- Die **Triglyzeride** im Blut sind erhöht auf 150 mg/dl oder höhere Werte bzw. wird bereits eine medikamentöse Behandlung zur Absenkung der Triglyzeride durchgeführt.

- Das **HDL-Cholesterin** im Blut ist zu niedrig und liegt
  - bei Männern unter 40 mg/dl und
  - bei Frauen unter 50 mg/dl

  bzw. wird bereits eine medikamentöse Therapie zur Anhebung des HDL-Cholesterins durchgeführt.

- Für den **Blutdruck** werden Werte von 130/85 mmHg oder höher gemessen bzw. wird bereits eine medikamentöse Therapie zur Behandlung eines Bluthochdrucks durchgeführt.

- Der **Nüchtern-Blutzuckerspiegel** ist erhöht auf 100 mg/dl oder höhere Werte.

Verfasst wurde diese Definition von der US-amerikanischen Herzgesellschaft (American Heart Association – AHA) gemeinsam mit dem „National Heart, Lung and Blood Institute" (NHLBI) der USA. Vorgelegt wurde sie im September 2005 im renommierten Wissenschaftsjournal „Circulation". Die Definition gründet auf Erkenntnissen aus dem „National Cholesterol Education Program", das vom NHLBI im Jahr 1985 gegründet wurde und bis heute fortgeführt wird, um auf die Bedeutung des Cholesterins für die Auslösung von Herz-Kreislauf-Erkrankungen und Herzinfarkten aufmerksam zu machen.

Bei vielen Personen, bei denen ein Metabolisches Syndrom diagnostiziert ist, lassen sich mit geeigneten diagnostischen Verfahren auch schon Änderungen an Organen und Störungen ihrer Funktion nachweisen. Betroffen davon sind die Nieren, das Herz und die Arterien. Der Nachweis von Eiweißausscheidungen im Harn, auch wenn es nur geringe Mengen sind, ist bereits als Zeichen einer Schädigung der Nieren durch die Risikofaktoren anzusehen.

Da diese Änderungen und Störungen der Organfunktionen über lange Zeit beschwerdefrei verlaufen, sollte der Arzt diese Organe mit geeigneten Verfahren gezielt überprüfen, wenn er ein Metabolisches Syndrom festgestellt hat. Auffällige bzw. krankhafte Befunde sollten nämlich bei der Auswahl der Medikamente zur Therapie derjenigen Erkrankungen berücksichtigt werden, die dem Metabolischen Syndrom zugrunde liegen.

Strategien zur Behandlung

Zur Behandlung des Metabolischen Syndroms gibt es zwei Strategien. Die wichtigste davon wurde bereits in den voranstehenden Kapiteln besprochen:

Verminderung des Übergewichts ...

... durch Umstellung auf eine gesunde Ernährung bzw. Diät ...

... und durch Steigerung der körperlichen Aktivität

Doch wird das Metabolische Syndrom zumeist ja erst dann diagnostiziert, wenn sich die Betroffenen mit Beschwerden bei ihrem Arzt vorstellen. Dann sind die Krankheiten des Metabolischen Syndroms bereits voll ausgeprägt und der Betroffene wird mit der ersten Behandlungsstrategie – Verminderung des Übergewichts – kaum auskommen. Vielmehr bedarf er dann einer medikamentösen Therapie als zweite Strategie.

Die Medikamente werden dazu für jeden Patienten individuell je nach Ausprägung und Schweregrad seiner Zucker- oder Fettstoffwechselstörungen, seines Bluthochdrucks oder anderer Begleiterkrankungen ausgewählt. Dazu werden auch die bei ihm eventuell bereits vorliegenden Veränderungen von Nieren, Herz und Arterien und die Beeinträchtigungen ihrer Funktionen berücksichtigt.

> *Wenn der Arzt zu Ihnen sagt, „Sie haben ein Metabolisches Syndrom", so sollte er zugleich immer auch angeben, welche Risikofaktoren, Bedingungen bzw. Krankheiten er genau bei Ihnen vorgefunden hat, die für diese Diagnose sprechen. Und er sollte Ihnen sagen, wie er Sie behandeln will, um diese Risikofaktoren, Bedingungen bzw. Krankheiten günstig zu verändern. Aber nur zusammen können Sie es schaffen, Ihr Risiko zu senken.*

ÜBERPRÜFEN SIE IHR WISSEN

Bitte kreuzen Sie die richtigen Antworten an – dabei kann es auf jede Frage eine oder auch mehrere richtige Antworten geben.

1. Das Metabolische Syndrom – welche Aussagen sind korrekt?
   - A Das Metabolische Syndrom ist die Folge eines Missverhältnisses zwischen Kalorienaufnahme und Kalorienverbrauch.
   - B Dabei ist der Kalorienverbrauch (körperliche Aktivität) größer als die Kalorienaufnahme (Ernährung)..
   - C Dabei ist die Kalorienaufnahme (Ernährung) größer als der Kalorienverbrauch (körperliche Aktivität).
   - D Das Metabolische Syndrom ist charakterisiert durch einen dicken, fetten Bauch. Das Metabolische Syndrom bezeichnet eine äußerst ungünstige Risiko-Konstellation für unsere Herz-Kreislauf-Gesundheit.

2. Welche Faktoren bzw. Bedingungen können am Metabolischen Syndrom beteiligt sein?
   - A Die stammbetonte Fettsucht, wenn der Taillenumfang bei Männern mehr als 94 cm bzw. bei Frauen mehr als 80 cm beträgt.
   - B Die stammbetonte Fettsucht, wenn der Taillenumfang bei Männern mehr als 102 cm bzw. bei Frauen mehr als 88 cm beträgt.
   - C Das HDL-Cholesterin, dessen Konzentration im Blut zu hoch ist.
   - D Das HDL-Cholesterin, dessen Konzentration im Blut zu niedrig ist.
   - E Der Nüchtern-Blutzuckerspiegel, der 100 mg/dl oder höhere ist – bestimmt, nachdem eine Zeit lang nichts gegessen oder getrunken wurde, wenn also der Magen leer ist.
   - F Der Blutdruck mit Werten von 130/85 mmHg oder höher.
   - G Der Blutdruck mit Werten von 140/90 mmHg oder höher.
   - H Das LDL-Cholesterin, dessen Konzentration im Blut zu niedrig ist.
   - I Die Triglyzeride, deren Konzentration im Blut zu hoch ist.

3. Fettpolster und was es damit auf sich hat – was ist korrekt?

- **A** Dicksein ist bereits eine Krankheit.
- **B** Dicksein macht krank und das Bauchfett, das sich um die Taille anlagert, gilt dabei als gesundheitlich besonders bedenklich.
- **C** Der Körperumfang, an der Taille gemessen, zeigt an, ob eine stammbetonte Fettsucht oder abdominelle Adipositas besteht.
- **D** Fettpolster rund um die Taille sind eine Folge des Metabolischen Syndroms.
- **E** Fettpolster rund um die Taille können ein Zeichen für das Metabolische Syndrom sein.
- **F** Fettpolster rund um die Taille sind eine Krankheit, die den Namen Metabolisches Syndrom trägt.

4. Das Bauchfett, das es in sich hat – was ist korrekt?

- **A** Fettpolster rund um die Taille sind nur ein kosmetisches Problem.
- **B** Unter den sichtbaren Fettpolstern rund um die Taille verbergen sich große Mengen unsichtbaren Fettgewebes in der Bauchhöhle um die Organe.
- **C** Das Bauchfettgewebe ist viel aktiver als bisher angenommen.
- **D** Das Bauchfettgewebe speichert überschüssiges Fett und entzieht es so dem Stoffwechsel, damit es nicht mehr gesundheitsschädlich wirken kann.
- **E** Fettpolster rund um die Taille sind eine Ursache für Störungen des Zucker- und Fettstoffwechsels.
- **F** Das Bauchfettgewebe schafft ein Milieu, in dem Diabetes und Hypertonie gut gedeihen.

Auflösung: 1 A + C + D + E | 2 B + D + E + F | 3 B + C + E | 4 B + C + E + F.

Allgemeinmaßnahmen ▶ Das Metabolische Syndrom

Was Sie sonst noch beherzigen sollten

Kochsalz und Bluthochdruck

Der Mensch braucht täglich etwa 2 bis 3 Gramm Kochsalz. Im Durchschnitt nehmen wir aber 10 bis 12 Gramm pro Tag davon auf.

Kochsalz bindet Wasser. In unserem Körper bewirkt das eine Zunahme des Blutvolumens; als Folge davon steigt der Blutdruck an. Im Übrigen fördert das ständige Überangebot von Kochsalz die Verdickung des Herzmuskels, was zu einer Herzschwäche führen kann.

Diejenigen, die auf die Gabe von Kochsalz mit einem starken Blutdruckanstieg reagieren, nennt man „salzsensitive Hypertoniker". Ca. 30 bis 60 Prozent der Hochdruckkranken sind salzsensitiv (salzempfindlich) – der Prozentsatz ist umso größer, je älter die Patienten sind, da es durch die altersbedingte Abnahme der Nierenfunktion zu einer verminderten Kochsalzausscheidung kommen kann. Für salzsensitive Patienten ist es besonders wichtig, die Kochsalzaufnahme zu verringern.

Es gibt aber noch einen anderen Grund, den Kochsalzkonsum zu vermindern; er gilt für alle Hypertoniker gleichermaßen: Das ist die Wirksamkeit der „Blutdrucksenker" – je weniger Kochsalz zugeführt wird, umso besser können die blutdrucksenkenden Medikamente ihre Wirkungen entfalten. Die Verminderung des Kochsalzkonsums kann somit dazu beitragen, dass Ihr Arzt die Dosis oder sogar die Zahl der verordneten blutdrucksenkenden Medikamente reduzieren kann.

Insofern haben alle Patienten, auch die salzunempfindlichen, einen Nutzen vom eingeschränkten Kochsalzkonsum. Doch stellt sich die Blutdrucksenkung nicht sofort ein, wenn man das Salz reduziert; vielmehr vergehen einige Wochen, bis man mit einer Blutdrucksenkung rechnen kann. Wie groß diese sein wird, schwankt von Person zu Person und lässt sich nicht vorhersagen. Am besten Sie packen es an!

Ein erhöhter Konsum von Kochsalz begünstigt den Bluthochdruck. Besteht bereits ein Bluthochdruck, dann vermindert Kochsalz die Wirksamkeit der „Blutdrucksenker". Umgekehrt lässt sich deren Wirkung steigern, wenn man den Konsum von Kochsalz auf 5 bis 6 Gramm pro Tag reduziert.

Verzicht auf Kochsalz – wie geht denn das?

Einen Verzicht auf Kochsalz empfinden wir zunächst als Verlust an Geschmack. Allerdings nur am Anfang – denn auch hierbei geht es wieder um die lieb gewonnenen Gewohnheiten. So haben wir uns das Salzen und den damit verbundenen „Salzgeschmack" angewöhnt und müssen uns jetzt erst wieder entwöhnen. Halten Sie deshalb die ersten Wochen mit vermindertem Salzkonsum durch; danach wird Ihnen das an Kochsalz ärmere Essen genauso gut schmecken wie vorher das kochsalzreiche Essen. Haben Sie sich an den neuen Geschmack erst einmal gewöhnt, erscheint Ihnen das kochsalzreiche Essen oft sogar ungenießbar.

Beispiele für Nahrungsmittel, die reich an Kochsalz sind	
alle Wurstwaren	Matjeshering
alle Käsesorten	Fertiggerichte
Speck	Ketchup, Mayonnaise, Senf
Pökelware	Maggi
Fertigsaucen	Brühwürfel
Salzgebäck, Chips	fertige Gewürzmischungen
Cornflakes	Pommes Frites

So können Sie im Alltag Salz einsparen

- Verwenden Sie kein Salz beim Kochen.
- Verbannen Sie den Salzstreuer vom Tisch.
- Bevorzugen Sie frische Lebensmittel, frisches Obst und Gemüse.
- Meiden Sie Lebensmittel mit hohem Kochsalzgehalt (z.B. Käse oder Wurst).
- Würzen Sie die Speisen mit frischen Kräutern.
- Meiden Sie fertige Gewürzmischungen und Konserven.

Üben Sie Zurückhaltung gegenüber Konserven und Fertiggerichten – sie enthalten große Mengen Kochsalz. Verwenden Sie vorwiegend frische Nahrungsmittel oder Tiefkühlkost (ohne Saucen oder andere Zusätze). Statt Salz sind alle frischen, getrockneten oder tiefgefrorenen Kräuter zum Würzen geeignet wie Knoblauch, Zwiebeln, Pfeffer, Paprika, Muskat, Kümmel, Lorbeer und Nelken. Seien Sie schon beim Einkaufen „auf der Hut": Alle Wurst- und Käsesorten enthalten sehr viel Salz. Auch Brot und Backwaren sind salzhaltig.

Beim Mineralwasser können Sie auch Salz einsparen. Wählen Sie ein Mineralwasser aus, das weniger als 100 mg Natrium pro Liter enthält; das entspricht einem Kochsalzgehalt von unter 0,5 Gramm pro Liter (g/l). Angaben dazu sollten im Analysenauszug auf der Flasche zu finden sein.

Alkohol treibt den Blutdruck in die Höhe

Alkohol ist ein gesellschaftlich akzeptiertes Genussmittel, obgleich es viele fatale Wirkungen hat. Alkohol ist aber auch eine „Kalorienbombe" und führt bei ständigem Konsum zu Übergewicht.

> **Alkohol – eine „Kalorienbombe"**
> - *1 Gramm Alkohol enthält 7 Kilokalorien (kcal)*
> - *1 Liter Bier enthält ca. 470 kcal*
> - *1 Fl. Sekt (0,75 l) enthält ca. 600 kcal*
>
> *Zum Vergleich:*
> *1 Tafel Schokolade liefert ca. 530 kcal;*
> *50 Minuten Radfahren verbraucht rund 540 kcal.*

Außerdem steigert Alkohol den Blutdruck – bei regelmäßigem, aber auch schon bei einmaligem Genuss. Bei regelmäßigem Alkoholkonsum von mehr als 30 Gramm pro Tag steigt das Risiko für die Entstehung der Hypertonie auf das Doppelte an. Unabhängig vom Bluthochdruck nimmt zugleich auch das Risiko für Schlaganfall zu.

Tatsächlich ist Alkohol bei etwa jedem zehnten Hypertoniker die Ursache für den hohen Blutdruck. Ein erhöhter Alkoholkonsum kann zudem dazu führen, dass die verordneten „Blutdrucksenker" nicht ausreichend ansprechen.

Als Hypertoniker sollte man deshalb den Alkoholkonsum ohne wenn und aber reduzieren. Zum einen kommt dies der Gewichtsreduktion zu Gute und dient auch sonst der Gesundheit. Zum anderen sinkt der Blutdruck, so dass man eventuell sogar Medikamente einsparen oder ihre Dosis reduzieren kann.

Zum Thema „geringe Mengen Rotwein sind gut für das Herz" sei gesagt, dass kleine Mengen Alkohol (egal ob Rot- oder Weißwein) zwar eine Schutzwirkung haben, dies aber keinesfalls eine Empfehlung zu regelmäßigem Alkoholkonsum rechtfertigt. Dafür hat der Alkohol zu viele schädliche Wirkungen.

Alkohol – nur gelegentlich und in Maßen zu genießen!

Männer: unter 30 Gramm Alkohol pro Tag – Frauen: unter 20 Gramm Alkohol pro Tag
Wie viel sind 30 Gramm Alkohol?

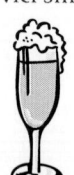

- 2 Gläser Bier
  (á 300 ml = 600 ml enthalten rund 300 kcal.)
- 2 Gläser Wein
  (á 150 ml = 300 ml enthalten rund 300 kcal.)
- 2 doppelte Schnäpse (á 35 ml)

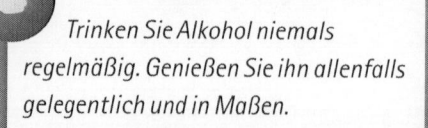

> *Trinken Sie Alkohol niemals regelmäßig. Genießen Sie ihn allenfalls gelegentlich und in Maßen.*

Für Frauen ist Alkohol besonders schädlich, da der Abbau im Körper langsamer erfolgt.

Stress und Bluthochdruck

Gewiss kennen Sie Situationen, in denen Sie sich beruflich oder privat überfordert fühlen, überlastet, nervös, gereizt und hektisch. Sie sind hilflos und niedergeschlagen, ärgern sich, sind wütend. Es können innere und äußere Reize sein, auf die Körper und Seele mit Stress reagieren.

Neben dem negativen Stress (Disstress) kennen wir auch positiven Stress (Eustress). Insofern gehört Stress mit zum Leben und kann sogar die Leistungsfähigkeit steigern. Ist jedoch das Gleichgewicht zwischen An- und Entspannung, Aktivität und Ruhe, Bereitschaft und Erholung gestört, empfinden wir Disstress, der uns krank macht.

• **Disstress:** Beim Disstress gelingt es dem Gestressten nicht, die Stressfaktoren unter Kontrolle zu bringen oder die Situation zu bewältigen.

Krankmachende Stressoren können sein ...

- Angst, Sorge
- Ärger
- Lärm
- Krankheit
- Zeitdruck, Hetze
- Unterforderung
- mangelnde Unterstützung im Beruf, Leistungsdruck
- mangelnder sozialer Rückhalt
- Scheidung, Trennung
- Konkurrenzsituation
- Schulden
- Langeweile

• **Eustress:** Diese Art von Stress benötigen wir, um Leistung zu erbringen. Er fördert die Lebensfreude und das Wohlbefinden.

Gesunde Stressoren können sein:

- Spannung vor neuen Aufgaben und Herausforderungen („Lampenfieber")
- Erfolge in Beruf und Freizeit („Freizeitstress")

Typische körperliche Reaktionen auf Disstress sind Herzrasen, Herzklopfen, Schweißausbruch, Kopfschmerzen, Zittern, Muskelverspannungen, Schlaflosigkeit. Auch kommt es dabei zum Blutdruckanstieg. Ob unangenehmer Stress, der immer wieder auftritt oder über längere Zeit anhält, zum Bluthochdruck führt, lässt sich schwer beweisen, wird aber vermutet. Klar ist, dass Dauerstress ein Risikofaktor für Herz-Kreislauf-Krankheiten ist.

Wie schädlich der Stress ist, hängt nicht nur von der Stärke und Häufigkeit ab, mit der er auftritt, sondern auch von der Reaktionsbereitschaft des Betroffenen. Menschen unterscheiden sich hinsichtlich der Bewertung der eigenen Stressreaktion. Wenn Sie zum Beispiel glauben, der Situation hilflos ausgeliefert zu sein, zeigen Sie viel stärkere Stressreaktionen, als jemand anderes, der das Gefühl hat, auch während des gleichen Problems „Herr der Situation" zu sein.

Grundsätzlich sind die unterschiedlichen Verhaltensweisen auf Stressauslöser angeboren, um sich schnell auf wechselnde Lebensumstände einzustellen. Viele Reaktionen wurden aber erst im Laufe des Lebens erlernt und sind durchaus veränderbar.

> **Sind Sie stressgefährdet oder haben Sie ein „dickes Fell"?**
>
> Bitte kreuzen Sie die zutreffenden Antworten an
>
> - Kommen Sie schwer zur Ruhe und lassen sich auch in Ihrer Freizeit immer wieder zu neuen Aktivitäten verpflichten? ☐ Ja ☐ Nein
> - Haben Sie keine Freude an den Dingen, die Sie früher gern getan haben? ☐ Ja ☐ Nein
> - Fühlen Sie sich schnell gereizt und reagieren schon bei kleinen Anlässen ungehalten oder aggressiv? ☐ Ja ☐ Nein
> - Fühlen Sie sich ständig unter Zeitdruck, haben Sie Konzentrationsschwierigkeiten oder fehlt Ihnen die Geduld, anderen zuzuhören? ☐ Ja ☐ Nein
> - Können Sie sich selbst nicht ausstehen und lassen auch an anderen Menschen kein „gutes Haar"? ☐ Ja ☐ Nein
> - Fühlen Sie sich häufig vollkommen fertig und erschöpft? ☐ Ja ☐ Nein
>
> Je mehr Fragen Sie mit „ja" beantworten, umso eher gehören Sie in die Gruppe der „Stressgeplagten". Dann sollten Sie Techniken erlernen, mit diesem negativen und damit krankmachenden Stress besser umzugehen!

Stress lass nach

Um mit Stress besser fertig zu werden bzw. ihn zu bewältigen, sollten wir zunächst die Ursachen für den Stress herausfinden und analysieren. Es stellte sich heraus, dass viele Hypertoniker offenbar stressempfindlicher sind und sich schlechter als andere an veränderte oder neue Situationen anpassen können; sie unterdrücken häufig Wut und Ärger und sie zeigen im Beruf großen Einsatz, vermissen aber oft Anerkennung dafür. Was lässt sich aber tun, damit der Stress nachlässt? Dazu gibt es im Wesentlichen drei Strategien:

- **Stress abwehren:** Um den Stress gar nicht erst wirksam werden zu lassen, muss man trainieren, gelassen zu werden, aber nicht gleichgültig. Es gilt, die innere Einstellung zu ändern. Dazu kann es nützlich sein, Techniken zur Stressbewältigung und Muskelentspannung zu erlernen.
- **Stress vermindern:** Zur Verminderung von Stress hilft es mitunter, den Tagesablauf zu ändern, die Zeitplanung zu verbessern, Ruhepausen einzulegen, die anfallenden Aufgaben zu verteilen und zusätzlich anfallende Aufgaben ganz oder vorübergehend abzugeben.

- **Stress abreagieren:** Ist der Stress bereits wirksam, soll man ihn abreagieren. Das gelingt durch körperliche Bewegung wie spazieren gehen oder Radfahren. Auch Entspannung mindert den Stress, z.B. Entspannung durch Musik oder Hobbys wie Musizieren, Malen oder Gestalten. Die Beschäftigung mit Pflanzen oder Tieren wirkt ebenfalls stresslösend.

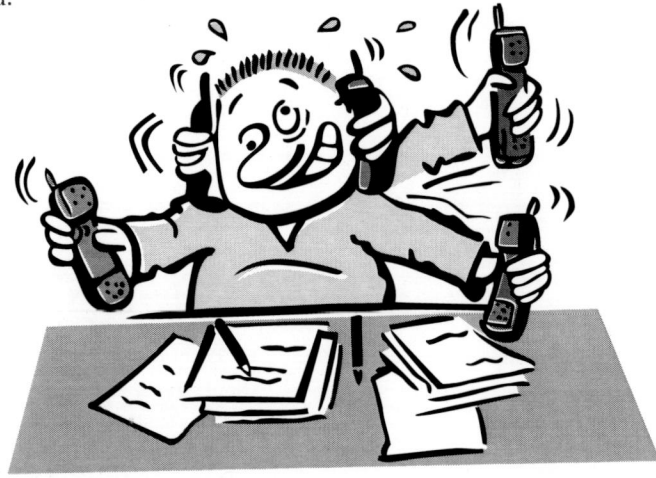

Entspannungsverfahren zur Stressbewältigung

Wie eben erwähnt, gilt es zur Abwehr von Stress die innere Einstellung zu ändern. Dazu kann es nützlich sein, Techniken zur Stressbewältigung und Muskelentspannung zu erlernen wie z.B. die folgenden, die sich dazu bestens bewährt haben:

- **Autogenes Training:** Beim autogenen Training gibt es Einzelübungen wie Schwere- und Wärmeübungen, Herz- und Atemübungen. Nach kurzer Einübung in einer Gruppe mit einem Therapeuten können Sie mit diesen Übungen selbstständig und überall eine tiefe geistige und körperliche Entspannung erzeugen. Eine CD mit entsprechender Anleitung zu diesen Entspannungsübungen kann Sie dabei unterstützen.
- **Progressive Muskelentspannung nach Jacobson:** Hierbei werden bestimmte Muskelpartien zuerst angespannt und dann entspannt. Dazu wird – im Unterschied zum autogenen Training – der ganze Körper einbezogen. Somit wird der Zustand der Entspannung noch intensiver als beim autogenen Training erlebt, was die innere Ruhe steigert.
- **Meditation:** Beim Meditationsverfahren wird die Entspannung erzeugt, indem man sich gedanklich intensiv auf bestimmte Reize konzentriert.
- **Biofeedback:** Beim Biofeedback-Verfahren erhält der Patient durch akustische und optische Rückmeldung ständig Informationen über die Höhe seines Blutdrucks und seiner Herzfrequenz. Gleichzeitig hindern ihn diese häufig wiederholten Signale daran, gedanklich abzuschweifen. Vielmehr geleiten ihn die monotonen Signale in die Entspannung, wobei er gleichzeitig erlebt und dabei „erlernt", wie er mit der Entspannung Blutdruck und Puls in die gewünschte Richtung beeinflusst.

- **Yoga:** Es dient der Konzentration, Selbstbeherrschung und tiefen Entspannung. Ziel von Yoga ist eine Veränderung der Lebenseinstellung.

Erkundigen Sie sich bei Ihrem Arzt, Ihrer Krankenkasse oder der Volkshochschule, wo Kurse zum Erlernen dieser Entspannungsverfahren angeboten werden.

> *Entspannen Sie sich! Wählen Sie das Verfahren dazu aus, das Ihnen am besten zusagt. Nutzen Sie jede Möglichkeit, den Blutdruck zu senken, auch wenn Sie Ihnen bisher unmöglich erschien!*

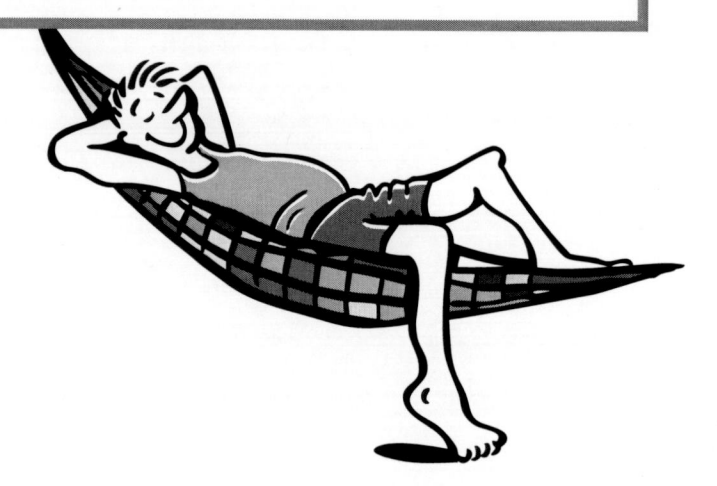

Rauchen schädigt die Gefäße

Die schlechte Nachricht zuerst: Das Rauchen bzw. der Nikotin-Missbrauch ist neben Bluthochdruck und hohem Cholesterin einer der bedeutendsten Risikofaktoren für die Entwicklung von Herz-Kreislauf-Krankheiten. Nun die gute Nachricht: Im Unterschied zur nicht beeinflussbaren Veranlagung, die den Hochdruck und das hohe Cholesterin mit bestimmen, ist das Rauchen vermeidbar, so dass dieser Risikofaktor Ihrer eigenen Kontrolle unterliegt.

Mit Ausnahme von sehr kurzfristigen Blutdruckschwankungen während und unmittelbar nach dem Rauchen einer Zigarette führt Rauchen nicht direkt zur Hypertonie. Nikotin und die anderen Giftstoffe des Zigarettenrauchs fördern aber die Arteriosklerose (Gefäßverkalkung) und damit die Verengung der Herz-, Hirn- und Nierengefäße. Auch in den Beinen treten Durchblutungsstörungen bei Rauchern häufiger und schneller auf, bekannt als „Raucherbein". Außerdem ist das Krebsrisiko von Rauchern vielfach erhöht.

Im Durchschnitt sterben Raucher 4 Jahre früher. Je gerauchter Zigarette verkürzt sich ihr Leben im Mittel um 8 Minuten. Auch wenn pro Tag nur eine Zigarette geraucht wird, ist das Risiko für einen Herzinfarkt bereits erhöht.

Rauchen schädigt u.a. unser Herz-Kreislauf-System. Wenn Sie weiterhin rauchen, kann eine gleichzeitige medikamentöse Behandlung der Hypertonie Ihre Lebenserwartung nicht verlängern und Komplikationen des Bluthochdrucks nicht verringern.

Wollen Sie das Rauchen aufgeben?

Dann legen Sie sich doch zunächst einmal fest, wann und in welchen Situationen Sie zunächst auch weiterhin rauchen. Treffen Sie diese Festlegung so eng wie möglich und halten Sie sich daran. Das könnte der erste Schritt zur Entwöhnung sein.

So stellen Sie das Rauchen ein

Jeder Raucher sollte individuell die für sich bessere Raucherentwöhnungsmethode wählen. Wichtig ist: Selbst wenn es schon mehrmals nicht mit der Entwöhnung geklappt hat, lohnt es sich, es erneut zu probieren, gibt es doch immer neue Hilfestellungen bei der Raucherentwöhnung.

- **Schlusspunktmethode:** Dazu wird das Rauchen sofort komplett eingestellt. Legen Sie sich auf einen Termin fest und teilen Sie diesen ersten Tag des „Nichtraucherdaseins" einem Freund, dem Partner oder Ihrem Arzt mit. Oder stellen Sie das Rauchen sofort ein, noch heute. Ja genau, ab sofort.
- **Schritt-für-Schritt Methode:** Dazu legen Sie für sich ein detailliertes Programm fest, nach dem Sie innerhalb weniger Wochen schrittweise Ihren täglichen Zigarettenkonsum reduzieren bis zum Nichtrauchen.

Hilfreich zur Raucherentwöhnung sind Gruppenprogramme, die von den Krankenkassen, Volkshochschulen und Gesundheitsverbänden angeboten werden. Der Vorteil dieser Programme ist, dass man sich in der Gruppe nicht allein gelassen fühlt mit seinen Problemen und sich gegenseitig Hilfestellungen und Tipps geben kann.

Um die Entwöhnungserscheinungen beim Einstellen des Rauchens zu mildern, können Sie ein Nikotinpflaster oder Nikotinkaugummi zur Hilfe nehmen. Sprechen Sie darüber mit Ihrem Arzt.

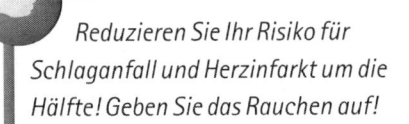

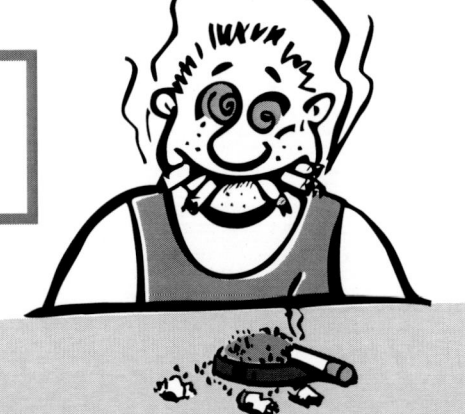

Reduzieren Sie Ihr Risiko für Schlaganfall und Herzinfarkt um die Hälfte! Geben Sie das Rauchen auf!

ÜBERPRÜFEN SIE IHR WISSEN

Bitte kreuzen Sie die richtigen Antworten an – dabei kann es auf jede Frage eine oder auch mehrere richtige Antworten geben.

1. Kochsalz und Hochdruck – welche Fakten sind korrekt?
   - **A** Kochsalz treibt den Blutdruck in die Höhe.
   - **B** Unser Körper benötigt täglich 10 bis 12 Gramm Kochsalz, damit er funktioniert.
   - **C** Täglich 2 bis 3 Gramm Kochsalz reichen vollkommen aus.
   - **D** Wir essen rund viermal so viel Kochsalz wie wir brauchen.
   - **E** Je weniger Kochsalz konsumiert wird, umso schlechter wirken die „Blutdrucksenker".
   - **F** In Konserven und Fertiggerichten ist besonders viel Kochsalz enthalten.

2. Genussmittel und Hochdruck – was ist hier richtig?
   - **A** Rauchen fördert die Arteriosklerose (Gefäßverkalkung) und erhöht so das Risiko für Herz-Kreislauf-Krankheiten.
   - **B** Wird geraucht, so entfaltet sich der Nutzen einer Hochdrucktherapie besser.
   - **C** In 2 Gläsern Bier (á 300 ml) sind rund 30 Gramm Alkohol enthalten.
   - **D** Alkohol ist eine „Kalorienbombe" – regelmäßiger Alkoholkonsum verursacht Übergewicht und ist der häufigste Grund für eine lebensgefährliche Fettleber.
   - **E** Mit den Kalorien von einem Liter Bier kann man rund 45 Minuten Fahrrad fahren.

3. Stress und Bluthochdruck – welche Aussage trifft hier zu?
   - **A** Stress gehört zum Leben und kann die Leistungsfähigkeit steigern.
   - **B** Dauerstress ist ein Risikofaktor und trägt zur Entstehung der Hypertonie bei.
   - **C** Unter Stress kommt es zum Abfall des Blutdrucks.
   - **D** Stress ist man hilflos ausgeliefert.
   - **E** Es gibt Strategien und Verfahren zur Stressbewältigung, die man erlernen kann.

4. Zur Wiederholung: Welche Aussagen zum Blutdruck sind korrekt?
   - **A** Unser Lebensstil entscheidet mit darüber, ob sich ein Bluthochdruck etabliert.
   - **B** Blutdruckschwankungen sind krankhaft.
   - **C** Der Blutdruck steigt in der Nacht an.
   - **D** Bei Übergewicht oder Fettleibigkeit sinkt der Blutdruck.
   - **E** Durch regelmäßiges körperliches Training sinkt das Risiko für Bluthochdruck.
   - **F** Die Steigerung der körperlichen Bewegung dient u. a. der Blutdrucksenkung.

Auflösung: 1A + C + D + F | 2A + C + D + E | 3A + B + E | 4A + E + F.

Medikamentöse Therapie des Bluthochdrucks

Je nach Blutdruckhöhe wird Ihr Arzt eine medikamentöse Behandlung beginnen. Dazu werden Ihnen im nächsten Hauptkapitel – Hauptkapitel 4 – die verschiedenen blutdrucksenkenden Substanzen vorgestellt und ihre Wirkungsweisen erklärt. Das hilft Ihnen zu verstehen, nach welchen Kriterien Ihr Arzt die blutdrucksenkenden Medikamente für Sie auswählt und was Sie an Wirkungen und Nebenwirkungen erwarten können, wenn Sie Ihre Medikamente zuverlässig einnehmen.

Beachten Sie dabei: Neben der medikamentösen Therapie sollten Sie immer die nichtmedikamentösen „Allgemeinmaßnahmen" zur Blutdruckssenkung fortsetzen, die im letzten Hauptkapitel – Hauptkapitel 3 – unter dem Titel „Was Sie selbst zur Blutdrucksenkung tun können" beschrieben wurden.

Medikamentöse Therapie des Bluthochdrucks

Verordnung eines „Blutdrucksenkers"

Wann ist eine medikamentöse Therapie erforderlich?

Der Einsatz von Medikamenten bei Bluthochdruck und die Intensität der medikamentösen Therapie hängen davon ab, wie hoch Ihr Blutdruck ist und welches Risikoprofil Sie insgesamt haben.

Informationen zum Thema „Hochdruck und andere Risikofaktoren" finden Sie auf Seite 24.

Bei leicht erhöhtem Blutdruck und insgesamt unbedenklichem Risikoprofil besteht möglicherweise gar kein Bedarf für eine medikamentöse Therapie. Nur – diese Risikokonstellation ist sehr selten. Vielmehr steigt der Blutdruck oft ja gerade wegen eines Mangels an körperlicher Aktivität oder eines Übergewichts an oder kommt zumindest gemeinsam damit vor; und damit liegt ja bereits ein bedenkliches Risikoprofil vor.

Insofern sollte bei einer leichten Blutdruck-Erhöhung zunächst durch Anwendung der Allgemeinmaßnahmen versucht werden, den Blutdruck zu normalisieren. Zu den Allgemeinmaßnahmen gehört unter anderem die Steigerung der körperlichen Aktivität und – wenn nötig – die Reduktion des Körpergewichts (siehe ab Seite 52 bzw. 60).

> *Befolgen Sie die von Ihrem Arzt verordnete Therapie. Vergrößern Sie die Wirkung der „Blutdrucksenker" durch blutdrucksenkende Allgemeinmaßnahmen. So können Sie Medikamente einsparen.*

Kann der Bluthochdruck durch Allgemeinmaßnahmen nicht dauerhaft normalisiert werden, ist eine medikamentöse Behandlung angezeigt.

Eine schwere Hypertonie mit Blutdruckwerten von 180/110 mmHg oder darüber muss immer mit blutdrucksenkenden Medikamenten behandelt werden. Die Gefahr eines Schlaganfalls oder Herzversagens ist bei schwerer Hypertonie so groß, dass diese Behandlung lebensrettend ist.

Sind bereits Organe wie etwa das Herz oder die Niere geschädigt oder ist der Stoffwechsel wie bei der Zuckerkrankheit (Diabetes mellitus) entgleist, dann ist die Behandlung selbst eines nur leicht erhöhten Blutdrucks dringlich. Das Ziel der Therapie ist dann zumeist ein Blutdruck von 130/80 mmHg.

Doch parallel zur medikamentösen Hochdrucktherapie sollten immer auch die Allgemeinmaßnahmen zur gesunden Lebensführung umgesetzt werden – sie verstärken die Wirkung der Medikamente und können sogar zu ihrer Einsparung beitragen.

In der Realität benötigt fast jeder Hypertoniker, vor allem im Alter, zusätzlich zur nicht-medikamentösen Therapie eine medikamentöse Behandlung zur Blutdrucknormalisierung. Diese sollte nur auf Anordnung des Arztes abgesetzt werden, da es sonst zu gefährlichen Situationen (krisenhafter Blutdruckanstieg bis hin zum Schlaganfall oder Herzinfarkt) kommen kann.

Hat der Bluthochdruck schon zu schwerwiegenden Folgen wie Herzvergrößerung oder Nierenschäden geführt, so ist damit zu rechnen, dass der Blutdruck ohne Medikamente nicht normalisiert werden kann.

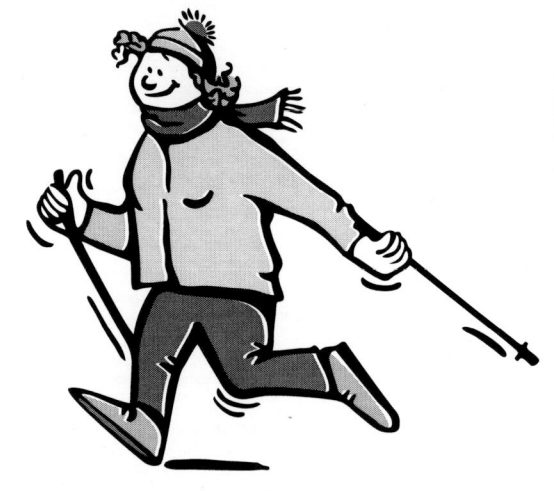

Informationen zum Thema Allgemeinmaßnahmen finden Sie im 3. Hauptkapitel „Was Sie selbst zur Blutdrucksenkung tun können" ab Seite 48.

Ziel und Zweck der Behandlung des Bluthochdrucks

Grundsätzlich ist immer eine Normalisierung des Blutdrucks anzustreben. Das bedeutet, der Blutdruck sollte unter Ruhebedingungen in der Arztpraxis unter 140/90 mmHg liegen. Bei Kindern und Jugendlichen, bei Diabetikern und Patienten mit erhöhtem Herz-Kreislauf-Risiko gelten andere, meist tiefere Therapieziele (lesen Sie dazu auch das Kapitel „Bluthochdruck unter speziellen Bedingungen" ab Seite 102).

Der Zweck der Blutdrucknormalisierung ist es, die Organe vor hochdruckbedingten Schäden zu schützen. Das ist nun nicht mehr neu. Und Sie wissen auch schon, dass der Zusammenhang zwischen niedrigem Blutdruck, Erhalt der Organfunktion und längerem Überleben in vielen verschiedenen Studien an mehreren hunderttausend Patienten zweifelsfrei dokumentiert wurde (siehe Seite 48).

ZIELWERTE

...bei der Arztmessung:
unter
RR 140/90 mmHg

bei Menschen im Alter ab 65 Jahre
RR 140 - 160/90 mmHg
(je nach Verträglichkeit)

bei Diabetikern jeden Alters unter
RR 130/80 mmHg

...bei der Selbstmessung:
unter
RR 135/85 mmHg

bei Menschen im Alter ab 65 Jahre
RR 140 - 160/90 mmHg
(je nach Verträglichkeit)

bei Diabetikern jeden Alters
RR 130/80 mmHg

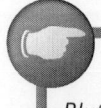

> *Sind Sie Hypertoniker? Dann streben Sie entschlossen eine Normalisierung des Blutdrucks an. Ihre Organe werden es Ihnen danken.*

Wie lange dauert die Therapie mit „Blutdrucksenkern"?

Das Ziel, an dem die Therapie mit „Blutdrucksenkern" ausgerichtet wird, ist die Normalisierung des Blutdrucks. Ist dieses Ziel erreicht, heißt das aber nicht, dass der Bluthochdruck geheilt ist.

Mit blutdrucksenkenden Medikamenten ist der Bluthochdruck nicht zu heilen. Wenn überhaupt, dann gelingt eine Heilung allenfalls durch die entschlossene Anwendung der Allgemeinmaßnahmen (siehe ab Seite 48). Je konsequenter Sie die so genannten nicht-medikamentösen Allgemeinmaßnahmen zur Blutdrucksenkung durchführen, umso weniger blutdrucksenkende Medikamente müssen Sie einnehmen und umso größer ist zugleich Ihre Chance, wieder ganz von den Tabletten wegzukommen.

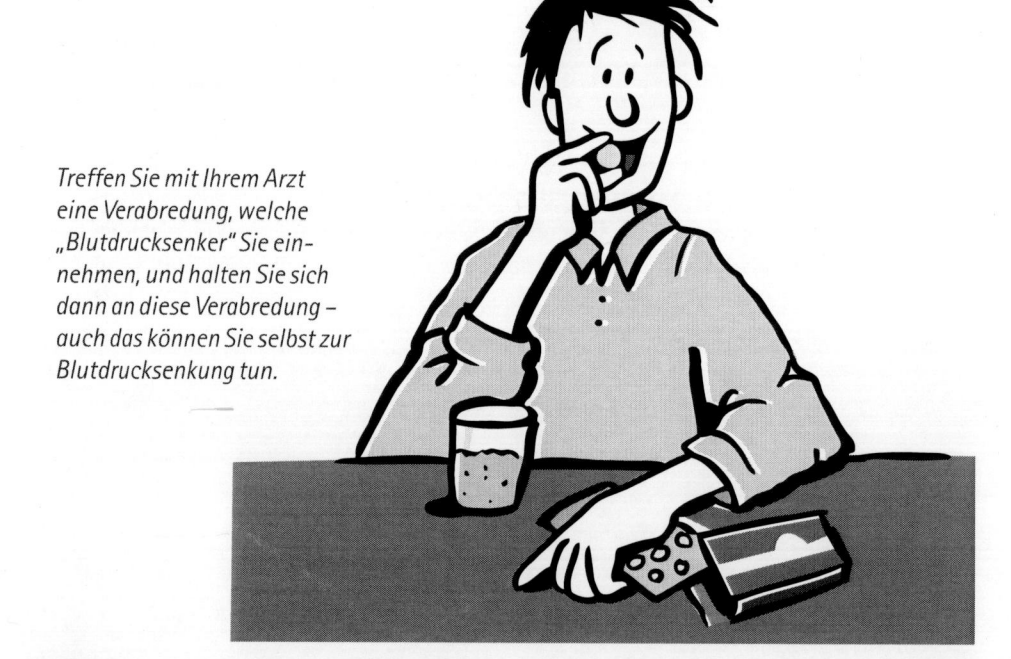

Treffen Sie mit Ihrem Arzt eine Verabredung, welche „Blutdrucksenker" Sie einnehmen, und halten Sie sich dann an diese Verabredung – auch das können Sie selbst zur Blutdrucksenkung tun.

> *Selbst wenn der Hypertoniker normale Blutdruckwerte erreicht hat und sich wohl fühlt, braucht er weiterhin Medikamente, damit es auch so bleibt.*

ÜBERPRÜFEN SIE IHR WISSEN

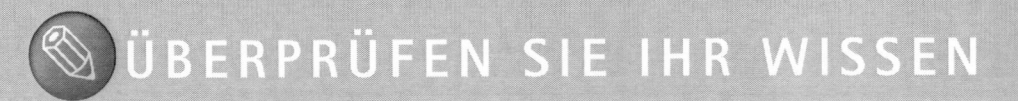

Bitte kreuzen Sie die richtigen Antworten an – dabei kann es auf jede Frage eine oder auch mehrere richtige Antworten geben.

1. Bluthochdruck und seine Behandlung – was ist hier richtig?
   - A Ziel der Hochdrucktherapie ist die Normalisierung des Blutdrucks.
   - B Ist die Normalisierung des Blutdrucks erreicht, ist der Bluthochdruck geheilt.
   - C Die medikamentöse Blutdrucksenkung endet, sobald der Blutdruck Normalwerte erreicht hat.
   - D Stoppt der Hypertoniker die Therapie mit „Blutdrucksenkern", dann steigt sein Blutdruck wieder an.

2. Blutdrucksenker, Allgemeinmaßnahmen oder beides – was hilft gegen Bluthochdruck?
   - A Manchmal reichen Allgemeinmaßnahmen zur Blutdrucknormalisierung aus.
   - B In den meisten Fällen kommt man ganz ohne Medikamente aus.
   - C Oft gelingt die Blutdrucknormalisierung nicht ohne Medikamente.
   - D Da helfen nur Medikamente.
   - E Medikamente und Allgemeinmaßnahmen ergänzen sich günstig.
   - F Allgemeinmaßnahmen können dazu beitragen, Medikamente einzusparen.

3. Wie ist der Bluthochdruck kunstgerecht zu behandeln?
   - A Man muss ihn nicht behandeln, da er keine Beschwerden verursacht.
   - B Der Einsatz von Medikamenten hängt davon ab, wie hoch der Blutdruck ist und welches Risikoprofil der Betroffene insgesamt hat.
   - C Bei leicht erhöhtem Blutdruck und insgesamt unbedenklichem Risikoprofil besteht möglicherweise gar kein Bedarf für eine medikamentöse Therapie.
   - D Mit blutdrucksenkenden Medikamenten – denn sie heilen den Bluthochdruck.

4. Zur Wiederholung: Welche Aussagen zum Blutdruck sind korrekt?
   - A Unser Lebensstil entscheidet mit darüber, ob sich ein Hochdruck entwickelt.
   - B Der Blutdruck steigt natürlicher Weise kontinuierlich mit dem Alter an.
   - C Blutdruckschwankungen sind etwas ganz natürliches.
   - D In der Nacht normalisiert sich der Blutdruck immer wieder.
   - E Auch wenn der Blutdruck mal ansteigt, ist man nicht gleich Hypertoniker.
   - F Durch regelmäßiges körperliches Training sinkt das Risiko für Bluthochdruck.

Auflösung: 1A + D | 2A + C + E + F | 3B + C | 4A + C + E + F.

Medikamente zur Bluthochdruck-Behandlung

Die Wahl des passenden „Blutdrucksenkers"

Die medikamentöse blutdrucksenkende Therapie wird meistens mit einer einzigen Tablette begonnen, die einen oder zwei Wirkstoffe enthält. Bevorzugt werden dazu solche „Blutdrucksenker" ausgewählt, die über 24 Stunden wirken, so dass die Tablette auch nur einmal am Tag eingenommen werden muss.

Selbstverständlich richtet sich die Auswahl eines blutdrucksenkenden Wirkstoffs immer auch nach dem Risikoprofil des Patienten und seinen persönlichen Empfindlichkeiten. Auch die Erkrankungen, die der Patient sonst noch hat, und die Medikamente, die er bereits wegen dieser Begleiterkrankungen einnimmt, sind für die Auswahl des passenden „Blutdrucksenkers" wichtig – und natürlich die Kosten des Medikaments.

Das ausgewählte Präparat wird zunächst in niedriger Dosierung gegeben, die bei Bedarf erhöht wird. Dabei ist zu berücksichtigen, dass sich die volle Wirkung meist erst innerhalb von 2 bis 4 Wochen entfaltet.

Reicht das zuerst ausgewählte Präparat trotz Dosiserhöhung zur Normalisierung des Blutdrucks nicht aus, gibt es zwei Möglichkeiten: Man tauscht das Präparat gegen ein anderes aus, das einen oder mehrere andere Wirkstoff enthält. Oder man gibt einen weiteren Wirkstoff hinzu. Auch dabei werden selbstverständlich individuelle Besonderheiten berücksichtigt.

Die moderne Hochdrucktherapie

Wird zur blutdrucksenkenden Behandlung nur ein Wirkstoff verschrieben, so spricht man von einer Monotherapie. Werden zwei verschiedene Wirkstoffe verordnet, handelt es sich um eine Kombinationstherapie, bei drei oder mehr Wirkstoffen um eine Mehrfach-Kombinationstherapie. Manche Kombinationen sind besonders günstig; sie werden dann oft als so genannte „Fix-Kombination" fertig angeboten, das sind zwei oder mehr Wirkstoffe in einer Tablette. (Mehr zu den Kombinationspräparaten lesen Sie auf Seite 92).

Sie merken schon: Die Hochdrucktherapie ist heute Dank der vielen verschiedenen Wirkstoffe mit unterschiedlichen Wirkmechanismen, den Mono- und Kombinationspräparaten außerordentlich vielschichtig. Im Übrigen senken manche Wirkstoffe nicht nur den Blutdruck, sondern entfalten unabhängig von der Blutdrucksenkung noch andere Wirkungen. Dies wird bei der Auswahl eines passenden Präparats für jeden Patienten individuell berücksichtigt.

Zu Beginn einer medikamentösen Therapie zur Blutdrucksenkung oder bei ihrer Umstellung ist die Blutdruck-Selbstmessung besonders wichtig. Mit ihr lässt sich die Wirkung kontrollieren und ein Erfolg oder Misserfolg der Behandlung aufzeigen.

> *Ihr Arzt gibt sich große Mühe bei Ihrer Behandlung. Und doch kann er nicht sicher voraussagen, auf welchen „Blutdrucksenker" Sie persönlich am besten ansprechen oder welchen Sie schlecht vertragen. Insofern ist Ihre Geduld und Kooperation gefragt.*

Auch die 24-Stunden-Blutdruck-Langzeitmessung wird dazu gelegentlich eingesetzt. Einzelheiten dazu finden Sie auf den Seiten 29 bzw. 31.

Blutdruckregulation – medikamentös beeinflusst

An der natürlichen Regulation des Blutdrucks sind außer dem Herzen und den Blutgefäßen noch andere Organe beteiligt. Einzelheiten dazu wurden bereits auf Seite 8 dargestellt. Die Medikamente, die zur Blutdrucksenkung verfügbar sind, entfalten ihre Wirkungen an verschiedenen Organen bzw. Systemen der natürlichen Blutdruckregulation – sie haben dementsprechend unterschiedliche Wirkmechanismen (siehe nächste Seite). Wirkstoffe mit vergleichbarem Wirkmechanismus werden in einer Wirkstoffgruppe zusammengefasst und von Wirkstoffen mit anderen Wirkmechanismen unterschieden.

Die lange Liste der „Blutdrucksenker"

In Deutschland gibt es gegenwärtig mehr als 60 verschiedene blutdrucksenkende Wirkstoffe. Sie lassen sich entsprechend ihren Wirkmechanismen in 7 Gruppen zusammenfassen:

Medikamente 1. Wahl	Weitere Medikamente
• *Diuretika*	• *Alphablocker*
• *Betablocker*	• *Antisympathotonika*
• *Kalziumantagonisten*	• *direkte Vasodilatoren*
• *ACE-Hemmer*	• *direkte Renininhibitoren*
• *Angiotensin-Rezeptorblocker*	

Die verfügbaren blutdrucksenkenden Wirkstoffe werden von verschiedenen Herstellern in über 250 verschiedenen Handelspräparaten angeboten. Die meisten Präparate enthalten nur einen einzigen Wirkstoff (Monopräparate). Es gibt – wie eben beschrieben – aber auch Präparate, die eine Kombination mehrerer Wirkstoffe enthalten (Kombinationspräparate).

> *In erster Linie ist die Behandlung des Bluthochdrucks Prävention, also Vorbeugung. Vorbeugung ist die Verringerung des Risikos, an den dramatischen Folgen des unbehandelten Bluthochdrucks zu erkranken.*

Blutdruckregulation – medikamentös beeinflusst

Betablocker Alphablocker Antisympathotonika

Nervensystem · Herz · Hormonsystem · Nieren · Blutgefäße

Diuretika

ACE-Hemmer

Angiotensin-Rezeptorblocker

direkte Renininhibitoren

Kalziumantagonisten
direkte Vasodilatoren

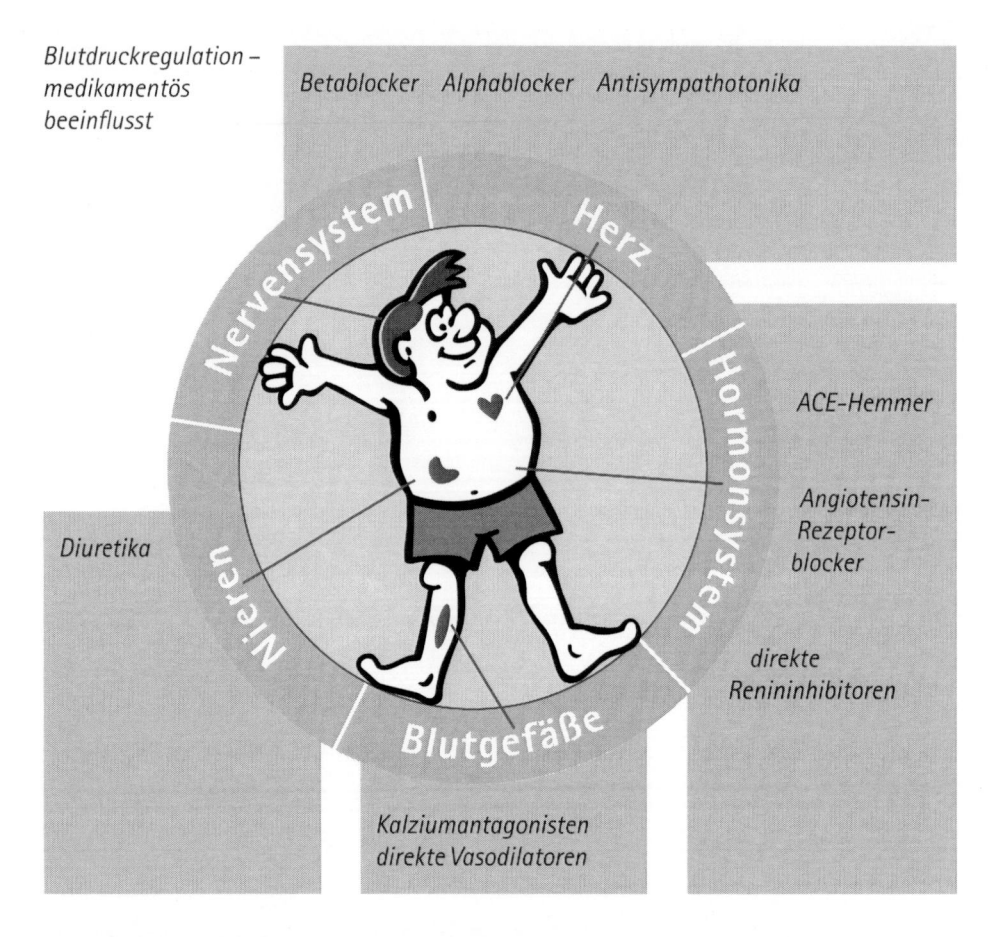

Die verschiedenen Wirkstoffgruppen, Wirkstoffe und ihre Wirkungsweisen
- **Diuretikum**

Ein Diuretikum (Mehrzahl: Diuretika) wirkt als „Entwässerungstablette" an der Niere. Denn dort fördert es die Abscheidung von Wasser und Salz aus dem Blut, die mit dem Harn ausgeschieden werden. Als Folge davon sinken das Flüssigkeitsvolumen in den Blutgefäßen und damit auch der Blutdruck. Bei längerer Anwendung vermindert das Diuretikum den Widerstand der Blutgefäße und führt auch darüber zu einer Blutdrucksenkung.

Es gibt zwei unterschiedliche Typen von Diuretika:
  a) kaliumverlierende Diuretika und
  b) kaliumsparende Diuretika.

a) Unter einem kaliumverlierenden Diuretikum wird nicht nur die Ausscheidung von Wasser und Natrium (Bestandteil von Kochsalz) erhöht, sondern auch die Ausscheidung von Kalium. Kalium ist ein Element, dessen konstante Konzentration im Blut besonders wichtig für die Herztätigkeit ist. Verursacht dieses Diuretikum einen kritischen Abfall des Kaliums im Blut, so kann es als Folge davon zu einem unregelmäßigen Herzschlag (Herzrhythmusstörung) kommen. Eine Erhöhung des Harnsäurespiegels kann unter einem kaliumverlierenden Diuretikum ebenfalls auftreten, was einen Gichtanfall auslösen könnte. Auch der Zucker- und Fettstoffwechsel kann durch dieses Medikament ungünstig beeinflusst werden.

b) Kaliumsparende Diuretika wirken schwächer blutdrucksenkend als kaliumverlierende Diuretika. Sie bewirken ebenfalls eine Wasserausscheidung, verhindern aber, dass vermehrt Kalium verloren geht. Kaliumsparende Diuretika werden meistens in Kombination mit kaliumverlierenden Diuretika eingesetzt, um einen starken Kaliumverlust zu vermeiden. Allerdings dürfen kaliumsparende Diuretika bei stärkerer Einschränkung der Nierenfunktion nicht eingesetzt werden.

Beispiele für Diuretika

Wirkstoffname:	Handelsname:
Chlortalidon	Hygroton®
Furosemid	Lasix® / Jufurix® / Furo...®
Hydrochlorothiazid	Esidrix® / HCT...®
Indapamid	Natrilix® / Inda-Puren®
Piretanid	Arelix®
Torasemid	Unat RR® / Torem® / Torasemid...®
Xipamid	Aquaphor® / Xipa...®

Der Wirkstoffname endet meist mit ...id.
Spironolakton = Aldactone® und Eplerenone = Inspra® sind auch Diuretika, haben aber eine besondere Wirkung durch Hemmung des Hormons Aldosteron und werden bei schwerer Hypertonie und Herzschwäche eingesetzt.

Diuretika wirken ca. 24 Stunden, deshalb muss man sie meist nur einmal täglich einnehmen (morgens). Ihre volle blutdrucksenkende Wirkung wird erst nach ca. fünf Tagen erreicht. Nach Absetzen eines Diuretikums hält die Wirkung oft noch einige Tage an.

Herz- und Nierenkrankheiten führen mitunter dazu, dass Wasser und Salz nicht mehr ausreichend ausgeschieden werden; der Körper hat dann „zuviel Wasser an Bord" (Wassereinlagerungen, Ödeme). Immer dann werden auch diese Krankheiten mit „Entwässerungstabletten" behandelt.

- **Betablocker**

Betablocker, auch Betarezeptorenblocker genannt, blockieren den Einfluss des vegetativen, speziell des sympathischen Nervensystems (siehe Seite 8 und im Glossar auf Seite 112) auf Herz und Gefäße. Das sympathische Nervensystem funktioniert autonom, das heißt, seine Aktivität ist unserer willkürlichen Kontrolle weitgehend entzogen. Es ist besonders aktiv, wenn man Angst hat, aufgeregt ist oder sich erschrickt. In all diesen Situationen schlägt das Herz schneller und der Blutdruck steigt an.

Durch Betablocker werden die Wirkungen des sympathischen Nervensystems abgeschwächt. Das Herz schlägt langsamer, die Blutgefäße weiten sich, der Blutdruck sinkt, die Herzarbeit ist vermindert – sowohl in Ruhe als auch unter körperlicher Belastung oder Stress. Allerdings wirken Betablocker so wie das sympathische Nervensystem nicht nur auf den Kreislauf, sondern auch auf die anderen Organe des Körpers. Dadurch lassen sich manche Nebenwirkungen der Betablocker erklären. Dazu gehören Kältegefühl in den Füßen, Schlaflosigkeit, Alpträume, manchmal auch Depressionen und Gewichtszunahme. Auch der Stoffwechsel kann negativ beeinflusst werden. Eine Störung der männlichen Potenz kann unter Betablockern ebenfalls auftreten.

Manche Betablocker entfalten ihre Wirkung stärker am Herz und weniger an anderen Organen des Körpers; sie werden deshalb als herzspezifische oder kardioselektive Betablocker bezeichnet. Andere wirken wiederum zusätzlich auf die Gefäße, indem sie diese erweitern (d.h. dilatieren) und so den Blutdruck senken; sie heißen vasodilatorische Betablocker.

Betablocker wirken je nach Wirkstoff 12 bis 24 Stunden. Entsprechend müssen sie 1- bis 2-mal täglich eingenommen werden.

Beispiele für Betablocker

Wirkstoffname:	Handelsname:
Atenolol	Tenormin® / Juvental® / Ate...®
Bisoprolol	Concor® / Jutabis® / Biso...®
Carvedilol	Dilatrend® / Querto® / Carve...®
Celiprolol	Selectol® / Celip...®
Metoprolol	Beloc® / Prelis® / Lopresor® / Meto...®
Nebivolol	Nebilet®
Propranolol	Dociton® / Propra...®

Der Wirkstoffname endet stets mit ...lol.

Betablocker sollten niemals plötzlich abgesetzt werden – dies könnte Angina pectoris auslösen!

Da Betablocker den Herzschlag verlangsamen, sind sie meist ungeeignet, wenn Ihr Herz in Ruhe weniger als 60-mal pro Minute schlägt. Auch bei Störungen der Erregungsleitung am Herzen (Herzrhythmusstörungen) sind Betablocker kontraindiziert (ungeeignet), ebenso bei Asthma oder anderen Erkrankungen der Atemwege, da sie die Beschwerden verschlimmern.

Diabetiker, die mit Insulin behandelt werden, sollten nur kardioselektive Betablocker einnehmen. Denn unter nicht-selektiven Betablockern können die Anzeichen einer Unterzuckerung schwächer gespürt werden als sonst. Andererseits schützen Betablocker das Herz, das bei Diabetikern oft belastet ist. Soll die Betablockerbehandlung beendet werden, so muss die Dosis schrittweise reduziert werden. So verhindert man, dass es zu einer plötzlich überschießenden Wirkung des sympathischen Nervensystems kommt, bei welcher der Blutdruck sehr stark ansteigt.

- **Kalziumantagonist**

Kalziumantagonisten wirken als „Gefäßerweiterer". Sie hemmen den Kalziumeinstrom in die Muskelzellen der Blutgefäße. In der Folge entspannt sich die Gefäßmuskulatur, die Gefäße stellen sich weit und der Blutdruck sinkt. Sie wirken rasch und effektiv.

Kurz wirksame Kalziumantagonisten werden nur in Ausnahmefällen zur dauerhaften Behandlung des Bluthochdrucks eingesetzt. Die neueren langwirksamen Kalziumantagonisten – das sind Präparate, die den Wirkstoff verzögert freisetzen, so genannte Verzögerungspräparate oder Retard-Tabletten – wirken meist über 24 Stunden, so dass die einmalige Einnahme pro Tag ausreicht.

Beispiele für Kalziumantagonisten

Wirkstoffname:	Handelsname:
Amlodipin	Norvasc® / Amlo...®
Diltiazem	Dilzem retard® / Dilsal® / Dilta...®
Felodipin	Modip® / Munobal® / Felo...®
Isradipin	Lomir® / Vascal®
Lercanidipin	Carmen® / Corifeo®
Manidipin	Manyper®
Nifedipin	Adalat® / Pidilat® / Nife...®
Nitrendipin	Bayotensin® / Jutapress® / Nitre...®
Verapamil	Isoptin RR® / Vera...®

Der Wirkstoffname endet meist mit ...pin.

Durch die Gefäßerweiterung unter der Behandlung mit einem Kalziumantagonisten kann es zu Kopfschmerzen, Hitzewallungen oder Herzklopfen kommen. Hautausschläge werden gelegentlich beobachtet, ebenso Wassereinlagerungen (Ödeme) in den Beinen. Diese Nebenwirkungen lassen zumeist nach einigen Tagen deutlich nach und hören später ganz auf. Bleiben sie bestehen, sprechen Sie darüber mit Ihrem Arzt. Eine negative Beeinflussung des Zucker- und Fettstoffwechsels erfolgt nicht.

- **ACE-Hemmer**

Der Name ACE-Hemmer steht für Angiotensin-Conversions-Enzym-Hemmer. Angiotensin II, ein körpereigenes Hormon, bewirkt eine Kontraktion der Blutgefäße und damit auch einen Anstieg des Blutdrucks. ACE-Hemmer blockieren die Bildung des blutdrucksteigernden Hormons Angiotensin II, was mit einer Gefäßerweiterung und damit Blutdrucksenkung einhergeht.

Das Hormon Angiotensin II steigert aber nicht nur den Blutdruck. Wenn es wie beim Hochdruck dauernd wirkt, regt es das Wachstum spezieller Zellen in Gefäßen, Herz, Nieren und anderen Organen an und fördert damit die Entstehung von Hochdruckkomplikationen. ACE-Hemmer senken durch die Blockade der Angiotensin-II-Entstehung also nicht nur den Blutdruck, sie bieten auch einen besonderen Schutz für die Organe. Dieser Schutz ist größer, als er durch die Blutdrucksenkung allein erzielt wird. Deshalb werden bei Patienten mit Diabetes mellitus, Herz- oder Nierenerkrankungen vorrangig Blocker von Angiotensin II verschrieben.

Beispiele für ACE-Hemmer

Wirkstoffname:	Handelsname:
Benazepril	Cibacen®
Captopril	Lopirin® / Capto...®
Cilazapril	Dynorm®
Enalapril	Pres® / Xanef® / Ena...®
Fosinopril	Dynacil® / Fosinorm®
Lisinopril	Acerbon® / Coric® / Lisi...®
Perindopril	Coversum® / Preterax®
Quinalapril	Accupro® / Quina...®
Ramipril	Delix® / Vesdil® / Rami...®
Trandolapril	Udrik®

Der Wirkstoffname endet stets mit ...pril.

Manche ACE-Hemmer müssen 2- bis 3-mal täglich eingenommen werden, von anderen genügt eine Tablette, um eine gleichmäßige Wirkung über den ganzen Tag zu gewährleisten.

Als Nebenwirkung kommt es bei etwa jedem 5. Patienten zu einem trockenen Husten bzw. Reizhusten. Auch Hautausschläge, Störungen der Geschmacksempfindung und Schwellungen im Rachen und Mund können in seltenen Fällen auftreten. Sie bilden sich zurück, wenn das Medikament abgesetzt wird.

Der Zucker- und Fettstoffwechsel wird durch ACE-Hemmer eher günstig beeinflusst.

Im Falle einer Schwangerschaft muss der ACE-Hemmer zur Sicherheit für das werdende Kind gegen einen anderen „Blutdrucksenker" ausgetauscht werden.

- **Angiotensin-Rezeptorblocker (Sartane)**

Recht ähnlich wie die ACE-Hemmer, nur wesentlich spezifischer greifen die Angiotensin-Rezeptorblocker in die Blutdruckregulation ein. Wie der Name schon sagt, blockieren sie den Rezeptor (Bindungsstelle), an den das Hormon Angiotensin II bindet, um seine Wirkung zu entfalten. Durch die Blockade des Rezeptors kann das Hormon Angiotensin II seine Wirkung nicht mehr entfalten – die Blutgefäße werden entspannt und der Blutdruck sinkt ab.

Wie die ACE-Hemmer haben Angiotensin-Rezeptorblocker eine doppelte Wirkung: Sie senken den Blutdruck und unabhängig von der Blutdrucksenkung schützen sie auch unsere Organe (Herz, Nieren, Gehirn).

Beispiele für Angiotensin-Rezeptorblocker

Wirkstoffname	Handelsname
Candesartan	Atacand® / Blopress®
Eprosartan	Teveten® / Emestar®
Irbesartan	Aprovel® / Karvea®
Losartan	Lorzaar®
Olmesartan	Olmetec® / Votum®
Telmisartan	Micardis® / Kinzalmono®
Valsartan	Diovan® / Provas® / Cordinate®

Der Wirkstoffname endet stets mit ...sartan.

Für die Angiotensin-Rezeptorblocker sind verwirrend viele Namen im Umlauf, darunter Angiotensin-II-Rezeptorenblocker, AT-II-Blocker, AT1-Antagonisten oder kurz Sartane. Ihre Einmalgabe pro Tag bewirkt eine Blutdrucksenkung über 24 Stunden.

Der wesentliche Vorteil der Angiotensin-Rezeptorblocker ist ihre effektive Wirkung und sehr gute Verträglichkeit im Vergleich zu allen anderen „Blutdrucksenkern". Obgleich Angiotensin-Rezeptorblocker ähnlich wie ACE-Hemmer wirken, treten trockener Husten und Schwellungen im Mund- und Rachenbereich nicht auf. Die Angiotensin-Rezeptorblocker haben gar keine typischen Nebenwirkungen.

Zu beachten ist wiederum wie bei ACE-Hemmern auch, dass der Angiotensin-Rezeptorblocker im Falle einer Schwangerschaft zur Sicherheit für das werdende Kind gegen einen anderen „Blutdrucksenker" ausgetauscht werden muss.

- **Alphablocker**

Die Alphablocker oder Alpha-1-Rezeptorblocker erweitern die kleinen Blutgefäße, senken so den Gefäßwiderstand und damit den Blutdruck. Die Blutdrucksenkung kann zu Beginn der Therapie sehr ausgeprägten sein; es wird daher empfohlen, die Therapie mit einer niedrigen Dosis zu beginnen.

Beispiele für Alphablocker

Wirkstoffname:	Handelsname:
Bunazosin	Andante®
Doxazosin	Cardular® / Diblocin® / Doxa...®
Prazosin	Prazosin® / Adversuten®
Urapidil	Ebrantil® / Ura...®

Der Wirkstoffname endet meist mit ...zosin.

Die neueren Alpha-1-Rezeptorblocker (Bunazosin, Doxazosin) wirken über 24 Stunden, so dass die einmalige Einnahme pro Tag ausreicht. Leider ist oft eine Gewöhnung an diese Medikamente zu beobachten – das heißt, sie können im Laufe der Zeit ihre Wirkungen verlieren.

Als Nebenwirkungen können Kopfschmerz, Herzklopfen, Schwindel (insbesondere beim Aufstehen), Müdigkeit und Hitzegefühl auftreten. Auch Wassereinlagerungen in die Gewebe (Ödeme) sind bekannt, weshalb sie nicht Mittel der ersten Wahl sind.

• Zentral wirksames Antisympathotonikum

Antisympathotonika gehören zu den ältesten blutdrucksenkenden Medikamenten. Sie dämpfen das sympathische Nervensystem (siehe Seite 8 und im Glossar auf Seite 122), sind den Betablockern (siehe Seite 95) aber dennoch nicht sehr ähnlich. Denn Antisympathotonika wirken direkt im Gehirn (zentral wirksam), während Betablocker vor allem in der Peripherie das sympathische Nervensystems hemmen. Es kommt dabei zur Gefäßerweiterung, so dass der Gefäßwiderstand sinkt und damit der Blutdruck fällt.

Beispiele für Antisympathotonika

Wirkstoffname:	Handelsname:
alpha-Methyldopa	Presinol® / Dopegyt® / Methyldopa...®
Clonidin	Catapresan® / Cloni...®
Moxonidin	Cynt® / Physiotens® / Moxo...®
Reserpin	Briserin®

Antisympathotonika wirken relativ kurz, so dass sie mehrmals täglich eingenommen werden müssen (außer Moxonidin).

Da Antisympathotonika direkt im Gehirn wirken, kommt es vermehrt zu entsprechenden zentralnervösen Nebenwirkungen. Als häufige Nebenwirkung tritt Müdigkeit auf. Auch Mundtrockenheit und Potenzstörungen werden im Vergleich zu anderen blutdrucksenkenden Medikamenten vermehrt beobachtet. Die Nebenwirkungsrate ist insgesamt höher als bei den bisher besprochenen Medikamenten. Antisympathotonika werden daher nur in besonders schwierigen Situationen gegen Bluthochdruck eingesetzt.

• Direkte Vasodilatoren

Direkte Vasodilatoren erweitern direkt die Gefäßmuskulatur – dadurch vermindert sich der Widerstand in den Blutgefäßen (siehe Seite 6) und der Blutdruck sinkt. Diese „Blutdrucksenker" entfalten häufig Nebenwirkungen wie Herzklopfen und Herzrasen,

Beispiele für direkte Vasodilatoren

Wirkstoffname:	Handelsname:
Dihydralazin	Nepresol®
Minoxidil	Lonolox®

auch kommt es zu Wassereinlagerungen im Körper (Ödeme). Im Übrigen müssen sie mehrmals am Tage eingenommen werden, was ebenfalls ungünstig ist. Deshalb gelten direkte Vasodilatoren als Reservemedikamente.

- **Direkte Renininhibitoren**

Derzeit ist nur ein entsprechendes Medikament – ein direkter Renininhibitor – verfügbar.

Eine direkte Hemmung des körpereigenen Hormons Renin (und damit auch der nachfolgenden Hormone wie z.B. Angiotensin II) durch einen direkten Renininhibitor senkt effektiv den Blutdruck – ob in Monotherapie oder in der Kombination mit anderen „Blutdrucksenkern". Dabei entfaltet der Renininhibitor zugleich spezifische, die Organe schützende Effekte und zeichnet sich – wie die Angiotensin-Rezeptorblocker – durch fehlende Nebenwirkungen aus. Eine einmalige Einnahme pro Tag reicht dazu völlig aus.

Beispiele für direkte Renininhibitoren

Wirkstoffname:	Handelsname:
Aliskiren	Rasilez®

Kombinationspräparate

Die Blutdrucknormalisierung als Ziel jeder Hypertonietherapie lässt sich häufig nicht mit einem einzigen „Blutdrucksenker" erreichen. Das hat meist viele Gründe. Ein häufiger Grund dafür ist, dass der Arzt die verordnete Substanz nicht bis zur Höchstgrenze aufdosieren will, um Nebenwirkungen zu vermeiden. Alternativ wird er dann lieber niedrig dosiert ein zweites Mittel zur Behandlung hinzugeben, das einen anderen Wirkmechanismus hat.

Selbst wenn beide Substanzen nur niedrig dosiert sind, bewirken sie gemeinsam meist eine deutliche Blutdrucksenkung. Gar nicht selten wird der Arzt sogar drei bis vier Substanzen mit unterschiedlichen Wirkmechanismen kombinieren.

> *Die Blutdrucknormalisierung lässt sich häufig erst durch die Kombination mehrerer „Blutdrucksenker" erreichen. Das muss heute nicht mehr heißen, dass die Zahl der Tabletten steigt.*

Fix-Kombination

Zur Kombinationstherapie bei Bluthochdruck kann der Arzt jede Substanz einzeln als eigenes Präparat geben, er kann dazu aber auch ein geeignetes Präparat mit fixer Kombination auswählen. Es setzt sich, wie der Name schon andeutet, aus zwei oder mehr blutdrucksenkenden Wirkstoffen zusammen, die in festen Dosierungen in einer Tablette oder Kapsel als „Fix-Kombination" verpackt wurden. Viele neue „Fix-Kombinationen" sind inzwischen verfügbar – ihre blutdrucksenkenden Effekte sind meist sehr stark.

Der Vorteil eines Kombinationspräparats besteht darin, dass man so die Zahl der Tabletten vermindert, die nötig wäre, wenn man die erforderlichen Substanzen alle einzeln zu nehmen hätte. Denn für den Patienten ist es angenehmer, nur eine Tablette pro Tag zu schlucken, statt zwei, drei, vier oder noch mehr. Je mehr Tabletten das sind, umso eher wird der Patient der Verordnung untreu oder vergreift sich bei der Einnahme. Umgekehrt nimmt die Einnahmetreue bzw. die Einnahmesicherheit des Patienten durch die Verwendung von Kombinationspräparaten zu.

Kombinationspräparate haben aber auch Nachteile. Die Dosis der einzelnen darin enthaltenen Wirkstoffe kann vom Arzt nicht so flexibel an den individuellen Bedarf angepasst werden. Außerdem ist es schwieriger, Nebenwirkungen, die unter einem Kombinationspräparat auftreten, dem einen oder anderen Wirkstoff zuzuordnen. Erfreulicherweise verdoppeln sich die Nebenwirkungen aber nicht, wenn zwei oder mehr Substanzen verabreicht werden.

Mögliche Kombinationspräparate
Eine Tablette enthält zwei Wirkstoffe unterschiedlicher Wirkstoffgruppen wie z.B.:

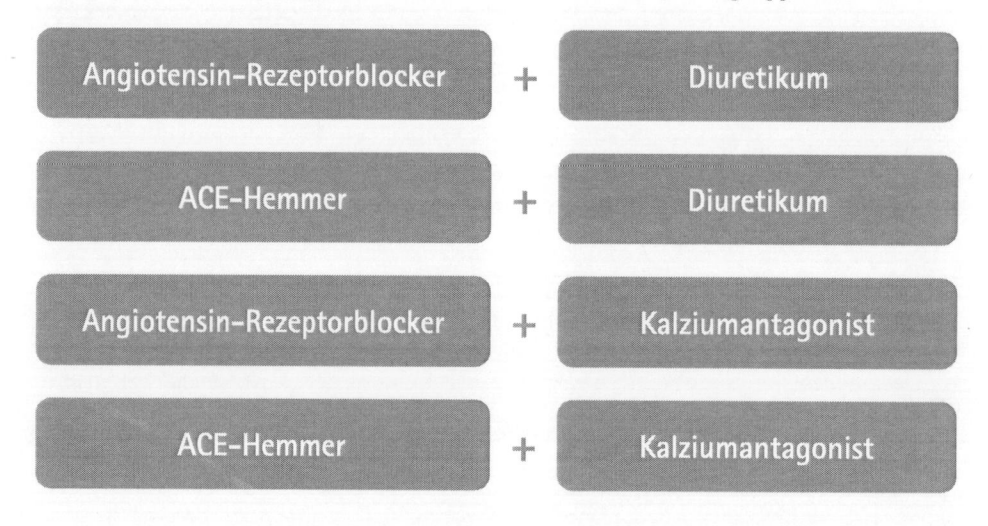

- Angiotensin-Rezeptorblocker + Diuretikum
- ACE-Hemmer + Diuretikum
- Angiotensin-Rezeptorblocker + Kalziumantagonist
- ACE-Hemmer + Kalziumantagonist

Dies sind nur einige Beispiele für mögliche Kombinationspräparate. Tatsächlich stehen viele fixe Kombinationen zur Verfügung und in großen Studien ist ihre Wirksamkeit und Effektivität in der Verhinderung von Komplikationen untersucht worden – mit sehr gutem Ergebnis. Kombinationen werden jetzt auch von Beginn an eingesetzt, um rascher den Zielblutdruck zu erreichen.

ÜBERPRÜFEN SIE IHR WISSEN

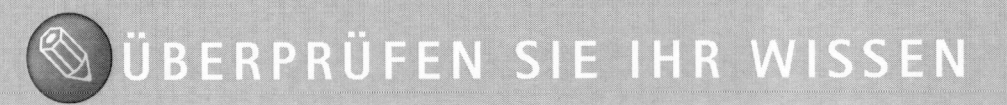

Bitte kreuzen Sie die richtigen Antworten an – dabei kann es auf jede Frage eine oder auch mehrere richtige Antworten geben.

1. Was zeichnet die versierte medikamentöse Therapie zur Blutdrucksenkung aus?
   - A Vorzugsweise werden Tabletten zur Blutdrucksenkung verordnet, die über 24 Stunden wirksam sind.
   - B Das ausgewählte Präparat wird immer gleich in höchst möglicher Dosis gegeben.
   - C Meist ist es besser, zwei oder mehr Wirkstoffe niedrig dosiert einzunehmen als ein Wirkstoff maximal hoch zu dosieren.
   - D Ist die Einnahme mehrerer Wirkstoffe zur Blutdrucksenkung nötig, sollte man wenn möglich eine fixe Kombination davon wählen.

2. Die Kombinationstherapie – was ist dabei richtig?
   - A Wenn ein Wirkstoff zur Blutdrucknormalisierung nicht ausreicht, kann man einen zweiten hinzugeben.
   - B Reicht ein Wirkstoff nicht aus, kann man ihn gegen einen anderen austauschen.
   - C Ein Präparat (Tablette) kann mehrere Wirkstoffe enthalten (= Fix-Kombination).
   - D Zu einer Zweifachkombination kann man ein drittes Medikament hinzugeben.
   - E Eine Kombinationstherapie bedeutet stets die Einnahme von zwei Präparaten.
   - F Die Einnahmetreue nimmt durch Kombinationspräparate (Fix-Kombination) zu.

3. Was können Sie von Medikamenten zur Blutdrucksenkung erwarten?
   - A „Blutdrucksenker" entfalten ihre volle Wirkung immer gleich nach Therapiestart.
   - B „Blutdrucksenker" entfalten ihre Wirkung immer bei täglicher Einmalgabe.
   - C Die Blutdrucknormalisierung lässt sich häufig nicht mit einem einzigen „Blutdrucksenker" erreichen.
   - D Eine Kombinationstherapie bedeutet nicht zwangsläufig, dass man mehrere Tabletten einnehmen muss.

4. Wie gut kennen Sie sich mit „Blutdrucksenkern" aus?
   - A Ein Angiotensin-Rezeptorblocker ist ein Medikament der 1. Wahl.
   - B Ein Betablocker fördert die Abscheidung von Wasser und Salz aus dem Blut.
   - C Ein Diuretikum wirkt auf das sympathische Nervensystem.
   - D Ein Diuretikum fördert die Wasserausscheidung durch die Nieren.
   - E Betablocker schwächen die Wirkungen des sympathischen Nervensystems.

Auflösung: 1 A + C + D | 2 A + B + C + D + F | 3 C + D | 4 A + D + E.

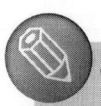

Wissen Sie eigentlich, was Ihr Arzt Ihnen verordnet hat?

Tragen Sie hier alle blutdrucksenkenden Medikamente ein, die Sie im Moment einnehmen, und ordnen Sie diese anschließend den einzelnen Wirkstoffgruppen zu. Sie finden diese Angaben auf der Packung oder auf dem Beipackzettel.

Nr. 1

Medikamente:

Wirkstoffe:

Wirkstoffgruppen:
(bitte kreuzen Sie die jeweils richtige Antwort an):

Wirkstoffgruppe	
Diuretikum	☐
Betablocker	☐
Kalziumantagonist	☐
ACE-Hemmer	☐
Angiotensin-Rezeptorblocker (AT1-Antagonist, AT-II-Blocker, Sartan)	☐
Alphablocker	☐
Antisympathotonikum	☐
direkter Vasodilator	☐
direkter Renininhibitor	☐

Sie können nicht alle Medikamente sicher zuordnen? Keine Schande, wo es doch über 250 verschiede

Nr. **2** (falls verordnet)

Nr. **3** (falls verordnet)

andelspräparate gibt. Fragen Sie Ihren Arzt oder Apotheker.

Nebenwirkungen und Befindlichkeitsstörungen

Nebenwirkungen – einmal kritisch betrachtet

Keine Wirkung ohne Nebenwirkung, so lautet eine alte medizinische Weisheit. Das klingt banal, doch überdenken Sie dazu: Bluthochdruck beruht in den allermeisten Fällen auf einer Fehlregulation, die wir selbst durch unsere Lebensweise auslösen, zumindest aber verstärken – das hatten Sie bereits gelesen (siehe Seite 14). Insofern ist auch Bluthochdruck in gewissem Sinne bereits eine Nebenwirkung – eine Nebenwirkung unserer Lebensweise. Allerdings eine, die sich im Lauf unserer Lebenszeit zu gravierenden Folgen auswachsen kann und damit unser Leben beschwerlich macht und sogar verkürzt.

Nun haben wir die Mittel, etwas dagegen zu tun; es sind effektiv wirksame und gut verträgliche Mittel. Nur haben sie auch manchmal Nebenwirkungen, das lässt sich nicht leugnen. Doch seien wir bescheiden – messen wir doch ihre Nebenwirkungen auch einmal an den Auswirkungen des Bluthochdrucks – oder, wer es ehrlich meint, an den Nebenwirkungen unserer Lebensweise.

Sie sollen und müssen Nebenwirkungen nicht einfach hinnehmen. Sie sollten die Therapie aber wegen Nebenwirkungen auch nicht unterlassen oder einfach abbrechen, denn das birgt Gefahren. Wichtig und nützlich ist es zu lernen, Nebenwirkungen richtig zu bewerten und die Furcht davor zu verlieren. Sie sollten wissen, womit Sie rechnen müssen und was Sie dagegen tun können. Alles das erfahren Sie auf den folgenden Seiten.

Ohne Wirkung auch keine Nebenwirkung. Doch ohne Behandlung ist die Wahrscheinlichkeit für unerwünschte Ereignisse viel größer. Welche das sind, ist im Kapitel „Bluthochdruck und die Folgen" ab Seite 16 nachzulesen.

> *Wir haben die Mittel, etwas gegen Bluthochdruck zu tun; es sind effektiv wirksame und gut verträgliche Mittel – viel verträglicher als der Bluthochdruck selbst.*

Begleiterscheinungen der Blutdrucksenkung

Zu Beginn der blutdrucksenkenden Behandlung können unspezifische Reaktionen wie zum Beispiel ungewohnte Müdigkeit oder Schwäche auftreten. Dies sind aber keine Nebenwirkungen der Medikamente, sondern der Blutdrucksenkung. Solche Reaktionen sind ganz natürlich, denn unser Körper hat sich an den erhöhten Blutdruck angepasst – wenn auch mehr schlecht als recht, denn wir fühlen den Bluthochdruck zwar nicht, aber dennoch wirkt er fatal auf unsere Gesundheit – und muss sich also erst wieder an das neue Blutdruckniveau gewöhnen.

Doch auch wenn wir den Bluthochdruck als solchen nicht fühlen, weiß man aus neuen Untersuchungen, dass viele hochdruckkranke Menschen häufiger unspezifische Störungen ihres Wohlbefindens haben wie z.B. ungewohnte Müdigkeit oder Schwäche, die – wie eben beschrieben – anfangs auch unter der Hochdrucktherapie auftreten können. Man weiß aus diesen Untersuchungen aber auch, dass diese Störungen unter einer erfolgreichen blutdrucksenkenden Therapie im Verlauf mehrerer Wochen geringer werden und schließlich ganz verschwinden.

Teilen Sie solche unspezifischen Störungen und Reaktionen Ihrem Arzt mit, doch brechen Sie die Behandlung deshalb nicht sofort wieder ab, denn das könnte gefährlich sein. Geben Sie sich und Ihrem Körper Zeit, sich wieder auf die normalen Blutdruckwerte einzustellen. Mit der Zeit werden die Nebenwirkungen, die aufgrund der Blutdrucksenkung auftreten, in den meisten Fällen auch wieder vergehen.

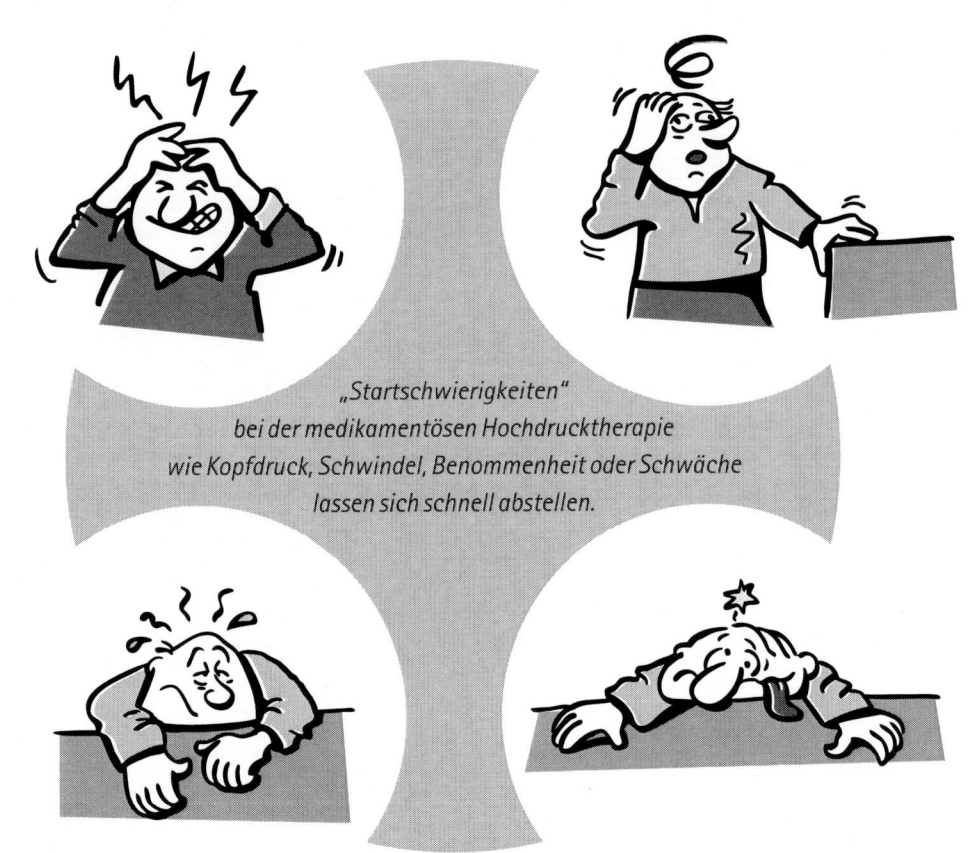

„Startschwierigkeiten" bei der medikamentösen Hochdrucktherapie wie Kopfdruck, Schwindel, Benommenheit oder Schwäche lassen sich schnell abstellen.

Treten schwere Nebenwirkungen wie Herzrasen oder ungewöhnlich langsamer Puls, Wassereinlagerungen (Ödeme), Reizhusten oder Hautausschläge auf, so sollte man diese dem Arzt mitteilen. Er entscheidet dann gemeinsam mit Ihnen, ob ein anderer „Blutdrucksenker" genommen werden muss oder die Dosis verändert wird.

Typische Nebenwirkungen der „Blutdrucksenker"

Natürlich können blutdrucksenkende Arzneimittel Nebenwirkungen haben, sie müssen aber nicht. Lassen Sie sich in dieser Hinsicht nicht durch das eben gelesene, die Tabelle auf der rechten Seite oder die Angaben im Beipackzettel (Gebrauchsinformation Ihrer Medikamente) verunsichern. Darin müssen alle Nebenwirkungen aufgelistet sein, selbst wenn sie bisher nur einmal unter einer, unter zehn oder gar hundert Millionen Anwendungen aufgetreten sind – das ist gesetzlich vorgeschrieben. Hätte jedes Auto einen Beipackzettel, in dem alle jemals eingetretenen „Nebenwirkungen" aufzulisten wären, wäre aus dem Zettel schon längst ein Buch geworden.

Manchmal tauchen also Nebenwirkungen auf, oft vergehen sie aber wieder. Und Sie können auch selbst etwas tun, um Nebenwirkungen zu vermeiden, wie Sie im nächsten Kaptitel erfahren. Niemand will, das Sie Nebenwirkungen leidend ertragen; das brauchen Sie auch gar nicht, denn es gibt heute zum Glück genügend andere Mittel, auf die Ihr Arzt Sie umstellen kann. Die meisten neueren blutdrucksenkenden Medikamente haben weniger Nebenwirkungen als die älteren „Blutdrucksenker".

Wie kann man Nebenwirkungen vermeiden?

Führen Sie zusätzlich zur medikamentösen Therapie immer die für Sie wichtigsten nicht-medikamentösen Allgemeinmaßnahmen durch, wie z.B. mehr Bewegung, Gewichtsreduktion wenn nötig, weniger Stress, Kochsalz- und Alkoholreduktion. Und bedenken Sie: So wie Bluthochdruck schädigt auch Rauchen die Gefäße.

Die Wirksamkeit der blutdrucksenkenden Medikamente wird durch die Allgemeinmaßnahmen in jedem Fall gesteigert. Vielleicht lässt sich bei Ihnen mit diesen Maßnahmen sogar die Anzahl der Medikamente verringern.

Vorsicht bei zusätzlicher Einnahme anderer Medikamenten wie Schlaftabletten, Schmerzmittel, Rheumamittel und der „Pille". Sie alle können die Wirkung aber auch die Nebenwirkungen der „Blutdrucksenker" beeinflussen.

> *„Blutdrucksenker" können Nebenwirkungen haben – die meisten sind aber mild und vergehen rasch wieder. Ansonsten wird Ihr Arzt Ihnen ein anderes Mittel verordnen. Auch die Blutdrucksenkung an sich kann anfangs Ihre Befindlichkeit beeinträchtigen. Sprechen Sie mit Ihrem Arzt darüber, doch setzen Sie die Thera-pie nicht einfach ab – das könnte gefährlich werden. Man muss sich an den normalen Blutdruck oft erst wieder gewöhnen!*

Nennen Sie jedem Arzt, der Sie behandelt, alle Medikamente, die Sie einnehmen – auch solche, die Sie frei in der Apotheke kaufen und ohne Verordnung einnehmen. Es gibt nämlich Medikamente, welche die Wirksamkeit Ihrer „Blutdrucksenker" abschwächen (z.B. einige Schmerzmittel) oder Nebenwirkungen verstärken. Nur wenn Ihr Arzt gut informiert ist, kann er Sie auch gut behandeln!

Zu Ihrer Orientierung:
Dies sind die Nebenwirkungen der verschiedenen Wirksubstanzen, die auftreten können, aber nicht müssen. Beherzigen Sie dazu den ersten Absatz auf der linken Seite!

Diuretika:
- *zu niedriges Kalium (und Magnesium)*
- *Herzrhythmusstörungen*
- *Potenzstörungen*
- *Anstieg von Harnsäure (Gichtanfall)*
- *Verschlechterung des Fett- und Zuckerstoffwechsels*

Betablocker:
- *Schlaflosigkeit, Alpträume*
- *Depression*
- *langsamer Herzschlag bzw. Puls*
- *Kältegefühl in den Füßen*
- *Potenzstörungen*
- *Gewichtszunahme*
- *Verschlechterung des Fett- und Zuckerstoffwechsels*

Kalziumantagonisten:
- *Wasser in den Beinen (Ödeme)*
- *Herzklopfen*
- *Hitzegefühl, roter Kopf*

ACE-Hemmer:
- *trockener Reizhusten*
- *selten Hautausschlag*
- *Schwellung von Lippen, Zunge oder Rachen*

Angiotensin-Rezeptorblocker:
- *Keine typischen Nebenwirkungen*

Alphablocker:
- *Müdigkeit*
- *Schwindel, Kreislaufkollaps*
- *Herzklopfen*

Antisympathotonika:
- *starke Müdigkeit*
- *Mundtrockenheit*
- *Depression*
- *Potenzstörungen*

Medikamentöse Therapie ▶ Nebenwirkungen und Befindlichkeitsstörungen

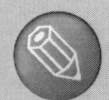

ÜBERPRÜFEN SIE IHR WISSEN

Bitte kreuzen Sie die richtigen Antworten an – dabei kann es auf jede Frage eine oder auch mehrere richtige Antworten geben.

1. Wie sind Nebenwirkungen zu bewerten?
    - A Nebenwirkungen sind stets harmlos und sollten unbeachtet bleiben.
    - B Nebenwirkungen sind ernst zu nehmen, sie sollen aber nicht überbewertet werden.
    - C Alle „Blutdrucksenker" können mehr oder weniger Nebenwirkungen machen.
    - D Nebenwirkungen können auch von der Blutdrucksenkung herrühren.
    - E Nebenwirkungen treten oft nur vorübergehend auf und klingen wieder ab.
    - F „Blutdrucksenker" machen immer und in jedem Fall Nebenwirkungen.

2. Wie sollen Sie sich im Fall von Nebenwirkungen verhalten?
    - A „Zähne zusammenbeißen" und die Nebenwirkungen aushalten.
    - B Die Medikamenteneinnahme bei Nebenwirkungen sofort abbrechen.
    - C Zeit, Art und Stärke der Nebenwirkung für das Gespräch mit dem Arzt notieren.
    - D Möglichst weiter der Verordnung folgen, aber bald den Arzt darauf ansprechen.
    - E Die Dosis der Medikamente reduzieren, bis die Nebenwirkung abklingt.
    - F Die Einnahme des „Blutdrucksenkers" einmal aussetzen.

3. Wie können Sie Nebenwirkungen vermeiden oder verringern oder ihnen vorbeugen?
    - A Die Medikamente möglichst genau entsprechend der Verordnung einnehmen.
    - B Aktiv leben mit ausreichend Bewegung und gesunder Ernährung.
    - C Dem verordnenden Arzt alle Medikamente nennen, die Sie sonst noch einnehmen.
    - D Nicht vorschnell frei in der Apotheke erworbene Medikamente einnehmen.

4. Nebenwirkung – vorteilhafte oder nachteilige – was ist hier korrekt?
    - A ACE-Hemmer und Sartane schützen die Organe unabhängig vom blutdrucksenkenden Effekt – dieser Organschutz ist eine wertvolle Nebenwirkung.
    - B Diuretika schützen die Organe unabhängig von ihrem blutdrucksenkenden Effekt.
    - C Betablocker verlangsamen den Herzschlag; das kann für manche Patienten eine günstige Nebenwirkung sein.
    - D Kalziumantagonisten können Hitzewallungen auslösen.
    - E Unter der Therapie mit einem ACE-Hemmer entwickeln manche Patienten einen harmlosen trockenen Husten.
    - F Viele unerwünschte Nebenwirkungen klingen nach kurzer Zeit vollständig ab.

Auflösung: 1 B + C + D + E | 2 C + D | 3 A + B + C + D | 4 A + C + D + E + F.

Bluthochdruck „spezial"

Nachfolgend finden Sie noch einige Details zum Thema Bluthochdruck unter speziellen Bedingungen, auf Reisen und als Notfall, dazu nützliche Adressen und ein Glossar mit den wichtigsten Begriffen.

Bevor Sie dieses Buch endgültig zuschlagen, legen wir Ihnen die Seite 107 besonders ans Herz – es geht dabei um Wissen, Anstrengungen und Hürden, um Entschlossenheit, Ausdauer und Änderungen, um Hilfe und Selbsthilfe. Es geht um Ihr Leben.

Bluthochdruck „spezial"

Bluthochdruck unter speziellen Bedingungen

Bluthochdruck im Alter

Die Häufigkeit des Bluthochdrucks steigt mit zunehmendem Alter an. Über die Hälfte der Menschen im Alter zwischen 65 und 74 Jahren weist eine Hypertonie auf. Im Alter ist häufig nur der systolische (obere) Blutdruckwert erhöht und steigt oft deutlich über 140 mmHg, während der diastolische (untere) Wert unter 90 mmHg liegen bleibt. Der Arzt nennt das eine „isoliert systolische Hypertonie". Sie ist genauso gefährlich wie die „normale" Hypertonie, bei der beide Werte (diastolisch und systolisch) erhöht sind! Denn im Alter kommt es auf den systolischen Blutdruck an.

• **Hochdrucktherapie:** Die Behandlung des hohen Blutdrucks ist auch bei älteren Patienten von großem Nutzen – dies ist nun bis ins hohe Alter (85 Jahre) bewiesen. Sie vermindert die Häufigkeit des gefürchteten Schlaganfalls um bis zu 50 Prozent. Die anderen schlimmen Folgen der Hypertonie wie Herzinfarkt, Durchblutungsstörungen, Funktionsstörungen der Nieren usw. (siehe Seite 17) lassen sich ebenfalls vermeiden. Auf die konsequente Blutdrucknormalisierung sollte man also auch im fortgeschrittenen Lebensalter nicht verzichten.

Angestrebt wird ein systolischer Blutdruck (oberer Wert) unter 160 mmHg, idealer Weise sogar unter 140 mmHg, aber nur, wenn ein solch tiefer systolischer Blutdruck im Alter auch vertragen wird. Manchmal braucht man Monate, bis solche tiefen Werte vertragen werden, manchmal geht es aber auch nicht. Diastolisch sollte ein Blutdruck unter 90 mmHg (unterer Wert) angestrebt werden.

Die Absenkung des Blutdrucks muss dabei vorsichtig und langsam, über Wochen bis Monate erfolgen; dazu sind niedrige Dosierungen der „Blutdrucksenker" gefragt und bei Bedarf eine langsame Dosissteigerung. Die Tablettenzahl sollte dabei möglichst klein gehalten werden; am besten wird ein „Blutdrucksenker" ausgewählt, der nur einmal am Tag eingenommen werden muss.

• **Blutdruckmessung:** Bei älteren Patienten können Schwierigkeiten bei der Blutdruckmessung auftreten. Der Grund: Die Gefäßwände sind dann recht starr und verdickt. Deshalb kann es passieren, dass der Blutdruck fälschlicher Weise zu hoch gemessen wird.

Bluthochdruck – das sollte nicht sein. Auch nicht im Alter.

Bei älteren Menschen kann es auch vorkommen, dass der Blutdruck im Sitzen erhöht, im Stehen aber vollkommen normal ist. Führt man in so einem Fall eine blutdrucksenkende Therapie durch, könnte der Blutdruck im Stehen so tief abfallen, dass es zu Schwindel oder gar Ohnmacht kommt. Deshalb sollte der Blutdruck beim älteren Hochdruckpatienten vor Therapiebeginn im Stehen und im Sitzen gemessen werden.

Bluthochdruck und Diabetes (Zuckerkrankheit)

Bluthochdruck und Diabetes mellitus (Zuckerkrankheit) treten häufig gemeinsam auf und bilden eine unheilvolle Allianz. Das hat verschiedene Gründe.

Besteht eine Veranlagung zum Typ-2-Diabetes (dem so genannten Altersdiabetes), dann entwickelt sich im Laufe des Lebens oft auch ein Bluthochdruck. Menschen mit dieser Veranlagung sind meist auch noch übergewichtig – Übergewicht begünstigt an sich schon die Ausbildung eines Diabetes, aber auch einer Hypertonie. Insofern findet man gerade bei älteren und übergewichtigen Diabetikern meist auch einen Hochdruck. Ist der Blutzucker über Jahre krankhaft erhöht, drohen auch noch Nierenschäden. Auch die Schädigung der Nieren führt dann wiederum zur Entwicklung der Hypertonie. Umgekehrt schädigt der Bluthochdruck wieder die Nieren.

Deshalb muss ein Diabetiker mit Nierenschäden seinen Blutdruck ganz besonders gut und niedrig einstellen, damit die Nieren eben nicht auch noch zusätzlich durch einen hohen Blutdruck geschädigt werden. Das Alarmzeichen für eine Nierenschädigung ist der Nachweis von Eiweiß (Albumin) im Harn. Bei Hochdruck und Diabetes heißt es also aufgepasst, dass der Zielwert des Blutdrucks erreicht wird.

Die allerwichtigste Basismaßnahme im Rahmen der Behandlung eines übergewichtigen Typ-2-Diabetikers mit hohem Blutdruck ist die Verminderung des Körpergewichtes. Dabei genügen schon wenige Kilogramm, um sowohl die Blutzuckerwerte als auch die Blutdruckwerte deutlich zu verbessern. Besonders wirkungsvoll sind dabei die regelmäßige körperliche Bewegung und die Einschränkung des Alkoholkonsums.

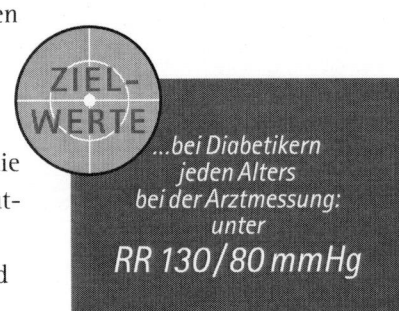

ZIELWERTE ...bei Diabetikern jeden Alters bei der Arztmessung: unter RR 130/80 mmHg

Die Blutdrucknormalisierung beim Diabetiker hilft dabei, einer Verschlechterung diabetischer Schäden an Augen, Gefäßen, Herz und Nieren vorzubeugen!

Bluthochdruck in der Schwangerschaft

Ein hoher Blutdruck kann bereits vor einer Schwangerschaft bestehen. Frauen mit Hypertonie müssen keineswegs auf eine Schwangerschaft verzichten. Bei schwerer Hypertonie, vor allem wenn gleichzeitig ein Diabetes mellitus, eine Nieren- oder Herzerkrankung besteht, dann sollte der Kinderwunsch jedoch mit dem behandelnden Arzt und dem Geburtshelfer besprochen werden.

Entwickelt sich der Bluthochdruck jedoch erst während der Schwangerschaft und tritt erstmalig auf, dann zeigt das ein gesundheitliches Risiko für Mutter und Kind an.

Normalerweise sinkt der Blutdruck während der Schwangerschaft leicht ab. Sollten die Blutdruckwerte während der Schwangerschaft jedoch über 140/90 mmHg ansteigen, ist der Blutdruck im weiteren Schwangerschaftsverlauf engmaschig zu kontrollieren.

• **Hochdrucktherapie:** Erreicht der Blutdruck Werte um 160/100 mmHg, dann wird eine medikamentöse blutdrucksenkende Therapie erwogen, wobei zu berücksichtigen ist, ob eine Nieren- oder Herzerkrankung besteht. Steigt der Blutdruck über 170/110 mmHg, muss sofort medikamentös behandelt und engmaschig – einmal pro Woche – kontrolliert werden. Dabei wird von einer „Präklampsie" oder „Gestose" gesprochen – im Volksmund auch „Schwangerschaftsvergiftung" genannt.

Der Arzt wird bei Schwangeren natürlich nur solche „Blutdrucksenker" einsetzen, die nachweislich für das werdende Kind unschädlich sind.

Schwangere mit hohem Blutdruck sollten keine Salzreduktion durchführen. Dies wäre in diesem Fall – und nur in diesem! – nicht richtig.

Erfreulicherweise verschwindet der Bluthochdruck nach der Geburt des Kindes, wenn er während der Schwangerschaft erstmals aufgetreten ist. Bei erneuter Schwangerschaft besteht jedoch wiederum ein erhöhtes Risiko, an einer Schwangerschaftshypertonie zu erkranken.

• **Blutdruckmessung:** Bei akustischer Blutdruckmessung sollte der diastolische Blutdruck – wie sonst auch – beim Verschwinden der Klopfgeräusche abgelesen werden. Ist dies schwierig, lesen Sie den diastolischen Blutdruck beim Leiserwerden der Geräusche ab. Oszillometrische Blutdruckmessgeräte sind bei Schwangeren nur bedingt zur Blutdruckmessung geeignet

Hypertoniker auf Reisen

Die Reisevorbereitung

Häufig ist der Blutdruck infolge von Entspannung und Erholung im Urlaub niedriger als im Alltagsleben. Das muss aber nicht so sein, zum Beispiel wenn Sie in fremden Ländern auf Reisen gehen und dabei ständig gefordert sind.

Machen Sie sich vor jeder Reise, vor allem bei Fernreisen, Gedanken über eventuelle gesundheitliche Risiken. Informieren Sie sich über die Möglichkeit der ärztlichen Behandlung im Ausland. Erkundigen Sie sich, ob abgeschlossene Auslandskrankenversicherungen auch die Risiken übernehmen, die mit Ihrem Bluthochdruck zusammenhängen, auch hinsichtlich eventueller Folgeerkrankungen wie Herzinfarkt oder Schlaganfall. Vergessen Sie nicht die für das besuchte Land empfohlenen Impfungen rechtzeitig durchführen zu lassen (das ist auch bei Last-Minute-Reisen zu beherzigen). Versorgen Sie sich mit den für das Reiseziel empfohlenen Medikamenten, z.B. Durchfallmittel oder bei Fernreisen auch Antibiotika.

Und vergessen Sie nicht, das Blutdruck-Messgerät einzupacken und eine ausreichende Menge Ihrer blutdrucksenkenden Medikamente mitzunehmen! Wenn Sie in andere Zeitzonen fliegen mit Zeitverschiebungen um sechs Stunden oder mehr, besprechen Sie vor der Reise mit Ihrem Hausarzt, wie Sie die Tabletteneinnahme umstellen.

Ernährung auf Reisen

Im Urlaub sollten Sie sich genauso vernünftig ernähren, wie sie es inzwischen hoffentlich auch zu Hause tun. Gesundheitsbewusste Lebensführung heißt aber nicht, dass Sie auf alles verzichten müssen. Gehen Sie also, wenn Sie dies gerne mögen, im Urlaub ruhig einmal ohne schlechtes Gewissen „gut" essen; genießen Sie es ganz besonders, da Sie ja wissen, dass dies eine Ausnahme ist, sofern mit „gut" vielleicht doch eher viel und üppig gemeint ist.

Vielleicht holen Sie sich im Urlaub sogar Anregungen für die gesunde Ernährung und eine Umstellung Ihrer Ernährungsgewohnheiten zu Hause. Die Kost der Mittelmeerländer (z.B. Italien) mit viel Gemüse, mehr Nudeln als Fleisch und Olivenöl statt Butter und Sahnesoßen ist in dieser Beziehung Beispiel gebend.

Höhen und Fliegen

- **Höhe:** Bis zu einer Höhe von 2.000 Metern ist das Blut immer voll mit Sauerstoff gesättigt. Selbst wenn sie schon längere Zeit unter Bluthochdruck leiden, werden sie bis zu dieser Höhe keine Probleme mit dem Atmen haben und auch nicht „kurzatmig" sein. Sofern bei Ihnen bereits eine Erkrankung der Herzkranzgefäße vorliegt, können Sie sich auch noch in Höhen zwischen 2.000 und 3.000 Meter aufhalten – Sie sollten sich dabei aber nicht mehr körperlich belasten und Ihr Blutdruck sollte gut eingestellt sein. Höhen über 3.000 m sind in diesem Fall zu meiden.

- **Fliegen:** Da der Luftdruck in den Druckkabinen der modernen Großraumflugzeuge einer Höhe von 2.200 Meter entspricht, ist Fliegen für Hochdruckpatienten kein Problem. Nehmen Sie Ihre Medikamente wie gewohnt ein und führen Sie Medikamente für den Zeitraum von ca. 5 bis 7 Tage im Handgepäck mit für den Fall, dass Ihr aufgegebenes Gepäck nach der Landung nicht gleich verfügbar ist.

Vorsicht: Ist der Blutdruck schlecht eingestellt oder leiden Sie gelegentlich unter einem Engegefühl in der Brust und Herzschmerzen (Angina pectoris), dann sollten Sie, bevor Sie einen Flug planen und buchen, mit Ihrem Arzt darüber sprechen!

Besser nicht zu hoch hinaus

Hitze und Kälte

• **Hitze:** Hitze ist eine Kreislaufbelastung für den Körper, die zusätzlich zum Bluthochdruck wirkt. Dabei erweitern sich die Blutgefäße in der Haut, der Gefäßwiderstand sinkt ab und damit möglicherweise auch der Blutdruck. Durch das Schwitzen verliert der Körper vermehrt Kochsalz, der Blutdruck wird somit zusätzlich erniedrigt. Ist Ihr Blutdruck zu niedrig, kann es bei Hitze zu einem Kreislaufkollaps kommen. Dabei könnte auch eine Durchblutungsstörung mit einem Herzinfarkt als Folge auftreten. Kontrollieren Sie Ihren Blutdruck bei großer Hitze durch Selbstmessung und achten Sie auf ausreichende Flüssigkeitszufuhr!

• **Kälte:** Wie Hitze kann auch Kälte für Hochdruckpatienten zu einem Problem werden. Kälte kann gerade bei Herzpatienten ein Engegefühl in der Brust und Herzschmerzen (Angina pectoris) auslösen. Bei Kälte ziehen sich nämlich die Blutgefäße der Haut zusammen, so dass der Gefäßwiderstand und damit auch der Blutdruck ansteigt. Ziehen Sie sich deshalb bei Kälte warm an und seien Sie vorsichtig bei ausgeprägter Kälte und ausgeprägtem Hochdruck!

Der Hochdruck-Notfall

Die Hochdruck-Krise

Ist der Blutdruck sehr hoch (bis zu 220/120 mmHg), sie haben aber sonst keinerlei ungewöhnliche Beschwerden und auch keinen Kopfschmerz, dann sollten Sie Ruhe bewahren und versuchen, sich zu entspannen. Kontrollieren Sie Ihren Blutdruck nach 15 und 30 Minuten. Bleibt der Blutdruck erhöht, sprechen Sie umgehend mit Ihrem Arzt.

Treten solche Blutdruckspitzen häufiger auf, sollten Sie mit Ihrem Arzt besprechen, ob Sie in solchen Situationen ein Notfallpräparat einnehmen sollen, dass Ihren Blutdruck rasch senkt.

Der Hochdruck-Notfall

Steigt der Blutdruck plötzlich auf sehr hohe Werte von 220/120 mmHg oder darüber an und treten gleichzeitig ungewöhnliche Beschwerden wie starke Kopfschmerzen, Seh- und Sprachstörungen, Bewusstseinseintrübung, Lähmungen, Atemnot oder Herzschmerzen auf, dann rufen Sie sofort einen Notarzt!

Als Hochdruckkranker haben Sie ein erhöhtes Risiko für alle Herz-Kreislauf-Erkrankungen. Die Symptome des Hochdruck-Notfalls können die eines Schlaganfalls oder Herzinfarkts sein.

> **Hochdruck-Notfall, Verdacht auf Herzinfarkt oder Schlaganfall?**
>
> Dann rufen Sie sofort den Rettungswagen... **112**
>
> ...oder Ihre örtliche Notrufnummer (z. B. 19 222):

Hilfe zur Selbsthilfe

Hürden überwinden

Sie haben gelesen, dass körperliche Bewegung und gesunde Ernährung Ihrer Gesundheit gut tun und Ihren Bluthochdruck bessern. Sie haben auch erfahren, wie Sie sich ohne einschneidende Veränderungen Ihrer Lebensgewohnheiten mehr bewegen und gesünder ernähren können und worauf Sie dabei achten sollen.

Was hindert Sie jetzt noch daran, Ihr Wissen umzusetzen? Ist es Ihre Überzeugung, „mir wird schon nichts passieren"? Oder Ihr Glaube, „da kann man sowieso nichts machen"? Oder Ihre Hoffnung, „es ist ja noch Zeit"?

Wahrscheinlich ist es der „innere Schweinehund", der jede noch so kleine Anstrengung scheut. Oder werfen Sie leicht die Flinte ins Korn, wenn nicht alles sofort reibungslos gelingt? Oder vermissen Sie den durchschlagenden Erfolg von Heute auf Morgen?

Wie können Sie Hürden überwinden?
- In einer Gruppe macht vieles mehr Freude als alleine!
- Lassen Sie sich die Bewegung zur Gewohnheit werden!
- Essen Sie mit Vernunft und mit guter Laune!

Wohin können Sie sich wenden?
Sportvereine
Volkshochschulen
Städtische Sportämter
Deutscher Sportbund
Koronarsportgruppen
Selbsthilfegruppen Bluthochdruck

Bevor Sie dieses Buch zuschlagen, besinnen Sie sich noch einmal. Erinnern Sie sich daran, was Sie in Ihrem bisherigen Leben schon alles geschafft, geleistet und erreicht haben – lehnen Sie sich zurück, schließen Sie die Augen und erinnern sich.

Für das Erreichte mussten Sie etwas tun und es ist Ihnen wohl kaum von einem auf den anderen Tag in den Schoß gefallen. Sie mussten dafür mal mehr und mal weniger hart arbeiten – Ihre Entschlossenheit wurde gewiss wiederholt auf die Probe gestellt und Sie brauchten stets Ausdauer.

Entschlossenheit brauchen Sie jetzt auch. Damit können Sie es schaffen!

Wenn nicht allein, dann schließen Sie sich einer Gruppe an – z. B. einer Sport- oder Selbsthilfegruppe. Fragen Sie dazu Ihren Arzt oder Apotheker oder das „Institut für Präventive Medizin" (Adressen Seite 108).

Und die Ausdauer kommt nach einiger Zeit von ganz allein – Sie müssen sich nur erst wieder an die Veränderungen gewöhnen. Das geht umso leichter, je mehr Sie erleben, wie es Ihnen besser geht.

Alles Gute und viel Erfolg!

Nützliche Adressen

IPM – Institut für Präventive Medizin
der Nieren-, Hochdruck- und Herzerkrankungen an der Universität Erlangen-Nürnberg und am Klinikum Nürnberg Süd

Postanschrift:
IPM – Institut für Präventive Medizin
Breslauer Straße 201
90471 Nürnberg

Telefon: (09 11) 3 98 54 05
Telefax: (09 11) 3 98 50 74

E-Mail: ipm@rzmail.uni-erlangen.de
Internet: www.ipm-aktuell.de

Deutsche Hochdruckliga e.V. DHL
Deutsche Hypertonie Gesellschaft

Berliner Straße 46
69120 Heidelberg
Telefon: (0 62 21) 58 85 5-0
Telefax: (0 62 21) 58 85 5-25

E-Mail: Hochdruckliga@t-online.de
Internet: www.hochdruckliga.de

Herz-Kreislauf-Telefon
der Deutschen Hochdruckliga e. V. DHL
Montag – Freitag 9.00 – 17.00 Uhr
Telefon: (06221) 5 88 555

Deutsche Herzstiftung
Vogtstraße 50
60322 Frankfurt am Main

Telefon: (069) 95 51 28-0
Telefax: (069) 95 51 28-313

E-Mail: info@herzstiftung.de
Internet: www.herzstiftung.de

Stiftung Deutsche Schlaganfall-Hilfe

Service- und Beratungszentrum:
Carl-Miele-Straße 210
33311 Gütersloh

Telefon: (0 18 05) 093 093   (gebührenpfl.)
Telefax: (0 18 05) 094 094
Servicezeiten:
Montag - Donnerstag 9.00 -17.00 Uhr
Freitag 9.00-14.00 Uhr

E-Mail: info@schlaganfall-hilfe.de
Internet: www.schlaganfall-hilfe.de

NAKOS
Nationale Kontakt- und Informationsstelle zur Anregung und Unterstützung von Selbsthilfegruppen

Wilmersdorfer Straße 39
10627 Berlin

Telefon: (030) 31 01 89 60
Telefax: (030) 31 01 89 70
Servicezeiten:
Dienstag, Mittwoch, Freitag
9.00 -13.00 Uhr,
Donnerstag 13.00 -17.00 Uhr

E-Mail: selbsthilfe@nakos.de
Internet: www.nakos.de

Hochdruck-Notfall, Verdacht auf Herzinfarkt oder Schlaganfall?
Dann rufen Sie sofort den Rettungswagen... **112**
...oder Ihre örtliche Notrufnummer (z. B. 19 222):

Glossar – Erklärung medizinischer Fachbegriffe

Zur Erklärung: Nachfolgend finden Sie kurze Erklärungen der wichtigsten Fachbegriffe, die in diesem Buch verwendet werden, in alphabetischer Ordnung. [Am Ende jeder Erklärung werden in eckigen Klammern die wichtigsten Seiten genannt, auf denen der jeweilige Fachbegriff verwendet wird]

Angina pectoris: Beschwerden aufgrund der Einengung eines Herzkranzgefäßes (siehe unter „Herzkranzgefäß"), wahrgenommen als Enge in der Brust bzw. Brustschmerz, der in Arme, Bauch und Beine ausstrahlen kann. [**21**, 22, 96, 115, 116]

Arterie – auch Blutgefäß, Gefäß oder Schlagader genannt: In den Arterien fließt sauerstoffreiches Blut vom Herzen zu allen Organen und Geweben unseres Körpers. [7, 12, **18+19**, **28+29**, 34, 52, 72, 73, 75]

Arteriosklerose – auch Gefäßverkalkung genannt: Allerdings ist die Verkalkung nur ein Aspekt dieser krankhaften Veränderungen der Blutgefäße, die zu Durchblutungsstörungen, Mangeldurchblutung und dem kompletten Gefäßverschluss führen können. [**18+19**, 34, 54, 55, 63-64, 73, 84]

autonomes Nervensystem: siehe unter „vegetatives Nervensystem"

Bauchschlagader – auch Körperhauptschlagader oder Aorta genannt: Nimmt das Blut aus der linken Herzkammer auf und verteilt es in den Körperkreislauf. [21]

Body-Mass-Index – Körpermassenindex, abgekürzt BMI: Mit dem BMI lässt sich der Grad von Übergewicht präzise erfassen und in Schweregrade einteilen. [61+62]

Cholesterin – Produkt des Fettstoffwechsels: Man unterscheidet unter anderem HDL- von LDL-Cholesterin. Eine hohe HDL-Konzentration (HDL – High-Density-Lipoprotein) im Blut ist günstig, da gefäßschützend, und zeigt ein niedriges Risiko für die Arteriosklerose an. Eine überhöhte LDL-Konzentration (LDL – Low-Density-Lipoprotein) im Blut ist schädlich für die Blutgefäße und ein Risiko für die Arteriosklerose (siehe auch unter „Arteriosklerose"). [24, 25, 54, 55, 60, **73**, 74, 84]

Demenz: fortschreitender Verlust der geistigen Fähigkeiten. Fällt häufig zuerst durch zunehmende Vergesslichkeit auf, die jedoch nicht immer zur Demenz fortschreitet. [17, 19+20]

Diabetes mellitus – Zuckerkrankheit: Es gibt zwei Typen von Zuckerkrankheit. Der Diabetes mellitus Typ 1, auch jugendlicher Diabetes genannt, tritt zumeist im frühen Alter auf, wenn die Bachspeicheldrüse versagt und kein Insulin mehr produziert; Insulin wird zur Verwertung des Blutzuckers gebraucht. Diabetes mellitus Typ 2, früher auch Altersdiabetes genannt, tritt immer häufiger bei jüngeren Personen und sogar Kindern als Folge von Übergewicht auf, wenn die Bauchspeicheldrüse durch übermäßige Zufuhr von Kohlenhydraten ständig große Mengen Insulin produzieren muss, dadurch überfordert wird und schließlich versagt. [17, 24, 54, 55, 63, 64, 66, 72, 88, 98, **113**]

diastolisch – die Diastole betreffend: Erschlaffungsphase des Herzmuskels während der rhythmischen Herztätigkeit. Siehe auch unter „diastolischer Blutdruck".

diastolischer Blutdruck: Der Druck, der in den Blutgefäßen während der Diastole herrscht. Siehe unter diastolisch, Diastole. Der diastolische Blutdruck wird vom unteren bzw. niedrigeren Wert des gemessenen Blutdruck-Wertepaares gekennzeichnet. [**6+7**, 11, 24, 25, **28+29**, 42, 60, 112, 114]

essentielle Hypertonie: siehe unter „primäre Hypertonie"

Gefäßwiderstand: Das ist der Widerstand im Blutgefäß, der dem Blutstrom entgegengesetzt wird und durch die Herzarbeit überwunden werden muss. Er beruht auf der Reibung des Blutes an den Gefäßwänden, aber vor allem auf der Weite des Gefäßes. Ein weit geöffnetes Blutgefäß bietet einen geringeren Widerstand als ein eng gestelltes Gefäß. [6, **8**, 52, 99, 100, 116]

hämorrhagischer Insult (gesprochen: he-mo-ra-gi-scher In-sult): Das ist der Schlaganfall (Insult) aufgrund einer Hirnblutung (Hämorrhagie). Dabei reißt ein vorgeschädigtes Blutgefäß unter der Last des Bluthochdrucks auf und verursacht eine Hirnblutung. [20]

HDL-Cholesterin: siehe unter „Cholesterin"

Herzkranzgefäß – auch Herzkranzarterie oder Koronarie genannt (Corona = Kranz): Arterie, die wie ein Kranz um das Herz angeordnet ist und den Herzmuskel mit Blut versorgt. [**21+22**, 115]

Herz-Kreislauf-Erkrankung / Herz-Kreislauf-Krankheit: Damit ist eine große Gruppe von Krankheiten zusammengefasst, die das Herz oder die Blutgefäße (Arterien) unseres Körpers betreffen. In den Industrieländern sind Herz-Kreislauf-Erkrankungen die häufigste Todesursache. Regelmäßige sportliche Betätigung kann Herz-Kreislauf-Erkrankungen vorbeugen – es ist nie zu spät, damit zu beginnen. [13, 17, **24+25**, 53, 55+56, 62-64, 72, 74, 81, 84, 116]

Hormon: Botenstoff, der in bestimmten Organen vom Körper selbst erzeugt und in den Blutkreislauf abgegeben wird, um über diesen Weg andere Organe zu erreichen und deren Funktion zu regulieren. [**8**, 12, 63+64, 94, 95, 97, 98, 101]

Hypertonie: Bluthochdruck. Siehe auch unter „primäre Hypertonie" und „sekundäre Hypertonie". [5, **11-13**, 14, 16, 24+25, 30, 42, 64, 80, 84+85, 88, 95, 112, 113]

Infarkt: Gewebeuntergang z.B. von Herz oder Gehirn durch Mangelversorgung als Folge des Verschlusses einer Arterie z.B. wegen fortgeschrittener Arteriosklerose. Siehe auch unter „Arteriosklerose". [17, 18, 21, **22**, 25, 53, 74, 84, 85, 89, 112, 114, 116, 118]

Ischämie (gesprochen: Is-chä-mi): Mangel an Blut und damit an Sauerstoff im Gewebe als Folge einer Durchblutungsstörung. [**19+20**]

ischämischer Insult / ischämische Attacke (gesprochen: is-chä-mi-scher In-sult): Schlaganfall als Folge einer Mangeldurchblutung. Siehe auch unter „Infarkt" und „Ischämie". [**19+20**]

isoliert systolische Hypertonie: Bluthochdruck, bei dem nur der systolische Blutdruck krankhaft erhöht ist. Tritt häufig im fortgeschrittenen Lebensalter auf. Siehe auch unter „systolisch" und „systolischer Blutdruck". [112]

kardioselektiv: (Kardio = Herz; selektiv = bevorzugt) Bevorzugt auf das Herz wirkend. [96]

Kontraktion: Zusammenziehung. Hier die Zusammenziehung des Herzmuskels während der Systole. Siehe auch unter „systolisch" und „systolischer Blutdruck". [22, 97]

Kohlenhydrate – auch Zuckerstoffe genannt: Zucker- oder Stärkeverbindungen zumeist pflanzlicher Herkunft, die wir mit der Nahrung zur Energiegewinnung aufnehmen. [55, 65, 66, 67]

Nierenversagen – auch Nierenfunktionsstörung oder Niereninsuffizienz genannt: Die Funktion der Niere versagt immer mehr (chronisches Nierenversagen) oder ganz plötzlich (akutes Nierenversagen). Am Ende dieser Entwicklung steht zumeist das endgültige (terminale) Nierenversagen, bei dem die Niere ihre Funktion schließlich komplett einstellt; dann sichert nur noch die Nierenersatztherapie mit Blutwäsche (Dialyse) oder Nierentransplantation das Überleben. [17, **23**]

Ödem: Wassereinlagerung ins Gewebe. [21, 95, 97, 100, 101, 107, 109]

primäre Hypertonie – auch essentielle Hypertonie bzw. primärer oder essentieller Bluthochdruck genannt: Primär oder essentiell wird eine Krankheitserscheinung immer dann genannt, wenn sie ein eigenständiges Krankheitsbild darstellt und nicht bloß Ausdruck (Symptom) oder Folge einer anderen Krankheit ist. Die Erhöhung des Blutdrucks in den Arterien ist also das wesentliche Kennzeichen beim primären Bluthochdruck; Schäden an den Organen (Gefäße, Herz, Hirn, Nieren) treten erst als Folge des Bluthochdrucks auf. [**12**, 14]

sekundäre Hypertonie – auch sekundärer Bluthochdruck genannt: Sekundär bedeutet nachfolgend, folgend, zweitrangig. Sekundärer Bluthochdruck ist der Hochdruck als Folge einer krankhaften Organveränderung oder einer chronischen Gefäßverengung z.B. der Nierenarterie. [12]

Stethoskop: Hörrohr zum Abhören von Geräuschen im Inneren unseres Körpers. Heute handelt es sich nicht mehr um ein steifes Rohr – der Mittelteil ist durch einen flexiblen Schlauch ersetzt. Der Arzt benutzt das Stethoskop am häufigsten zum Abhören der Lungen und des Herzens. [28+29, **33**, 34, 41, 42]

sympathisches Nervensystem: siehe unter „vegetatives Nervensystem"

systolisch – die Systole betreffend: Zusammenziehung (auch Kürzung bzw. Kontraktion) des Herzmuskels während der rhythmischen Herztätigkeit. Siehe auch unter „systolischer Blutdruck".

systolischer Blutdruck: Der Druck in den Blutgefäßen während der Systole; das ist der Druck, den der Herzmuskel bei seiner Kontraktion durch das Ausstoßen von Blut in die Arterien erzeugt. Siehe auch unter Kontraktion, systolisch und Systole. Der systolische Blutdruck wird vom oberen bzw. höheren Wert des gemessenen Blutdruck-Wertepaares gekennzeichnet. [**6+7**, 11, 24, 25, **28+29**, 41, 42, 43, 60, 112]

TIA: Siehe unter „transitorisch ischämische Attacke".

transitorisch ischämische Attacke – kurz TIA (gesprochen: tran-si-to-ri-sche is-chä-mi-sche A-takke): Vorübergehende (transitorische) Durchblutungsstörung (Ischämie) in einem Teil des Gehirns als Vorläufer eines Schlaganfalls. Siehe auch unter Infarkt, Ischämie und ischämischer Insult. [19]

Triglyzerid: Molekül aus dem Fett-Stoffwechsel. Eine überhöhte Triglyzerid-Konzentration im Blut ist ein Risiko für die Arteriosklerose (siehe unter „Arteriosklerose") [**73**+74].

vegetatives oder autonomes Nervensystem: (vegetativ = beleben, anreizen; autonom = selbständig, eigengesetzlich) Dieser Teil unseres Nervensystems reguliert viele Organe und Körperfunktionen, deren Aktivität unserer willkürlichen Kontrolle weitgehend entzogen sind (z.B. Herzschlag, Verdauung). Es wird in sympathisches und parasympathisches Nervensystem unterteilt, auch Sympathikus oder Parasympathikus genannt. Unter anderem sind die kleinen Blutgefäße dicht mit Ausläufern des Sympathikus versorgt; durch Aktivierung des Sympathikus verengen sich die Blutgefäße, so dass der Blutdruck ansteigt. [**8**, 52, 95]

Vorhofflimmern: Spezielle Rhythmusstörung des Herzens. Dabei kommt es zu einer ungeordneten, kreisenden Erregung der Vorhöfe des Herzen, die sich dabei unregelmäßig kontrahieren. [34]

Zuckerstoffe: Siehe unter „Kohlenhydrate".

24-Stunden-Blutdruck-Langzeitmessung: Der Patient trägt dazu meist einen Tag lang eine Blutdruck-Messmanschette am Arm und ein kleines Gerät am Körper, mit dem über 24 Stunden wiederholt in kurzen Zeitabständen automatisch der Blutdruck gemessen und die Messwerte zur späteren Auswertung gespeichert werden. Das Gerät ist etwa so groß wie ein Walkman. [**31**, 93]

- Bluthochdruck „spezial"
- Medikamentöse Therapie
- Allgemeinmaßnahmen
- Blutdruckmessung und Selbstmessung
- Ursachen und Folgen

Empfohlen durch das
Institut für Präventive Medizin
der Nieren-, Hochdruck- und Herzerkrankungen
an der Universität Erlangen-Nürnberg und am Klinikum Nürnberg-Süd
Vorstand:
Prof. Dr. med. Roland Schmieder
Prof. Dr. med. Roland Veelken
PD Dr. med. Helmut Walter

IPM – Institut für Präventive Medizin
Breslauer Straße 201 (B.U1.302), 90471 Nürnberg
Telefon: (0911) 3 98 54 05
Telefax: (0911) 3 98 50 74
E-Mail: ipm@uk-erlangen.de
Internet: www.ipm-aktuell.de